W0253701

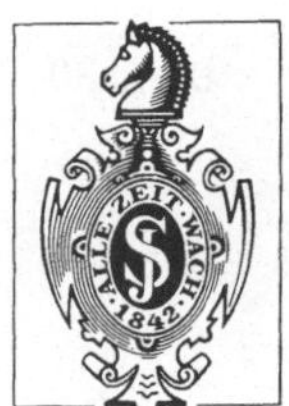
ALLE·ZEIT·WACH
1842

Schriftenreihe Neurologie 30

Band 21 **Mononuclear Phagocytes in the Central Nervous System**
By M. Oehmichen

Band 22 **Die undifferenzierten Astrozytome des Großhirns**
Von R.W. Seiler

Band 23 **Schnüffelsucht und Schnüfflerneuropathie**
Von H. Altenkirch

Band 24 **Chronomorphologie der zerebralen Durchblutungsstörungen**
Von R. Schröder

Band 25 **Comparative Neuropathology of Chronic Experimental Allergic Encephalomyelitis and Multiple Sclerosis**
By H. Lassmann

Band 26 **Visuelle Halluzinationen im hemianopen Feld bei homonymer Hemianopsie**
Von H.W. Kölmel

Band 27 **Die Strahlenmyelopathie. Klinische Analyse des Krankheitsbildes**
Von P. Berlit

Band 28 **Nebenwirkungen von Antiepileptika bei Langzeitmedikation.**
Eine klinisch-statistische Studie
Von K.-H. Krause

Band 29 **Sakkadische Augenbewegungen in der neurologischen und ophthalmologischen Diagnostik**
Von O. Meienberg

Band 30 **Lokale IgG-Produktion im Liquor bei multipler Sklerose**
Von H. Schipper

Band 31 **Verlaufsformen der experimentell-allergischen Neuritis**
Elektrophysiologische Untersuchungen und Behandlung durch Plasmaseparation
Von H. Wiethölter

Hayo Schipper

Lokale IgG-Produktion im Liquor bei multipler Sklerose

Mit 15 Abbildungen

Springer-Verlag Berlin Heidelberg New York
London Paris Tokyo Hong Kong

Priv.-Doz. Dr. med. HAYO IHNKEN SCHIPPER
Neurologische Klinik der Universität Göttingen
Robert-Koch-Straße 40
D-3400 Göttingen

CIP-Titelaufnahme der Deutschen Bibliothek
Schipper, Hayo Ihnken: Lokale IgG-Produktion im Liquor bei multipler Sklerose / Hayo Ihnken Schipper. – Berlin ; Heidelberg ; New York ; London ; Paris ; Tokyo ; Hong Kong : Springer, 1989
(Schriftenreihe Neurologie ; Bd. 30)
ISBN-13: 978-3-642-73706-0 e-ISBN-13: 978-3-642-73705-3
DOI: 10.1007/ 978-3-642-73705-3
NE: GT

Softcover reprint of the hardcover 1st edition 1989

2125/3130-543210 – Gedruckt auf säurefreiem Papier

Vorwort

Methodische Fortschritte in der Liquordiagnostik zwingen auch zu neuen Einsichten über die physiko-chemischen Voraussetzungen diagnostischer Verfahren und zu differenzierteren Interpretationen der Befunde in Relation zur klinischen Situation. Die Analyse der Liquorproteine nimmt dabei eine zentrale Stellung ein. Die bis vor etwa 40 Jahren nur grobe Unterteilung in Albumin und Globulin erfuhr mit der Entwicklung elektrophoretischer Methoden eine entscheidende Verfeinerung, die zu einer immer präziseren Identifikation zahlreicher Proteinkomponenten führte. Dabei stand die Untersuchung des Immunglobulin G im Mittelpunkt.

Diese Monographie befaßt sich mit den grundlegenden Aspekten des Immunglobulin G bei der multiplen Sklerose. Hinsichtlich der Methodik sind dabei wesentlich: erstens die exakte, simultane, quantitative Bestimmung des Proteins und seiner Komponenten im Liquor und im Blutserum und die Errechnung der intrathekalen Immunglobulin-G-Produktion unter Berücksichtigung der Bluthirnschrankenfunktion und zweitens die differenzierte Analyse der oligoklonalen Banden im IgG-Bereich mittels der isoelektrischen Fokussierung. Die Information, die sich im Hinblick auf Diagnose und Verlauf der Erkrankung ergibt, wird dargestellt und kritisch bewertet.

Das Ergebnis der Studie von Herrn Schipper ist eine informative Darlegung derzeitiger Erkenntnisse über das Immunglobulin G, die durch die Liquoruntersuchung am Krankenbett ermittelt werden können und für alle weiteren differenzierteren biochemischen und immunologischen Befunde unverzichtbares Basiswissen darstellen.

H. J. Bauer

Diese Arbeit stellt einen in sich abgeschlossenen Auszug aus der mit dem Heinrich-Pette-Preis der Deutschen Gesellschaft für Neurologie ausgezeichneten Habilitationsschrift des Verfassers "Lokale IgG-Produktion im Zentralnervensystem" dar. Sie wurde dem aktuellen Stand der Literatur entsprechend ergänzt.

Die Arbeit ist H. J. Bauer zum 75. Geburtstag gewidmet. Ihm und den Kollegen K. Felgenhauer, S. Poser, K. Raeder und R. Schipper ist der Verfasser für kritische Anregung und Hilfe zu großem Dank verpflichtet.

H. I. Schipper

Inhaltsverzeichnis

1 Einleitung 1

Nachweis einer lokalen IgG-Produktion im Liquor
- quantitativ 1
- qualitativ 5

Lokale IgG-Produktion bei der MS
- diagnostischer Wert 9
- prognostischer Wert 15

2 Patienten und Methodik 19

Quantitative Methodik, Auswerteschemata 19

Isoelektrische Fokussierung 21

Immunfixation 22

Patientengruppen 22

2.1 Beeinflussung der IgG-Produktion durch von der Krankheitsprogression unabhängige Faktoren 22

2.2 Konstanz der IgG-Produktion im Verlauf 24

2.3 IgG-Produktion und Krankheitsprogression 26

2.4 IgG-Produktion und Histokompatibilitätsmuster 28

3 Ergebnisse 29

3.1 Beeinflussung der IgG-Produktion durch von der Krankheitsprogression unabhängige Faktoren 29

3.2 Konstanz der IgG-Produktion im Verlauf 40

3.2.1 Quantitative Ergebnisse 41

3.2.2 Qualitative Ergebnisse 47

3.3 IgG-Produktion und Krankheitsprogression 51

3.4 IgG-Produktion und Histokompatibilitätsmuster 61

4 Diskussion 63

Pleozytose und Schrankenfunktion bei der MS 63

Diagnostischer Wert des IgG-Nachweises 65

Konstanz der IgG-Produktion 67

Liquorveränderungen und andere Patientenvariablen 70

Prognostischer Wert der lokalen IgG-Produktion 74

5 Literatur 83

6 Sachverzeichnis 91

1 Einleitung

Verschiedene Proteine werden im Rahmen pathologischer Prozesse lokal im Zentralnervensystem (ZNS) gebildet und treten konsekutiv in den Liquor über. Handelt es sich dabei um hirnspezifische Substanzen, so ist der Nachweis im Liquor relativ einfach. Schwieriger ist der Nachweis solcher Proteine, die gleichzeitig auch extrazerebral gebildet werden. Unter solchen Umständen ist es erforderlich, diejenige Menge, welche lokal im ZNS synthetisiert wird, von derjenigen abzugrenzen, welche durch passive Filtration von extrazerebral her in den Liquorraum gelangt ist.

Zahlreiche akut und chronisch entzündliche Erkrankungen des ZNS einschließlich seiner Hüllen und des peripheren Nervensystems gehen mit lokaler Produktion von IgG einher, dessen Nachweis sich zu einem unentbehrlichen Bestandteil der Liquordiagnostik entwickelt hat. Die oben dargestellte Notwendigkeit der Abgrenzung zwischen lokal im ZNS gebildeter und von extrazerebral in den Liquorraum filtrierter Fraktion gilt für dieses Protein, das im Rahmen unterschiedlicher humoraler Abwehrvorgänge fast ubiquitär im Körper gebildet wird, in besonders hohem Maße. Die alleinige Verwendung des absoluten Meßwertes des IgG im Liquor ist dabei für diese Abgrenzung nicht sinnvoll, da die Normalwerte erheblichen Schwankungen unterliegen (Reiber 1980).

Eine Reihe von Untersuchern hat sich deshalb in der Vergangenheit bemüht, die Liquorkonzentration des IgG mit seiner Serumkonzentration zu vergleichen und dies in Relation zu setzen zur individuellen Dichte der Blut/Liquor-Schranke. Dabei haben sich Versuche, diesen letzteren Parameter durch das Liquor-Gesamteiweiß zu definieren, als nicht hinreichend aussagekräftig erwiesen. Optimal geeignet ist der Vergleich des Liquor/Serum-Konzentrationsgradienten des IgG mit dem des Albumins. Dieses Protein wird nur in der Leber synthetisiert, liegt in hoher Konzentration vor und hat mit 35,8 Å einen hydrodynamischen Radius, der seine Schrankenpassage dem des IgG (R = 53,4 Å) hinreichend ähnlich macht.

Aufbauend auf den Ergebnissen von Delpech u. Lichtblau (1972) haben Ganrot u. Laurell (1974) erstmals die Liquor/Serum-Konzentrationsgradienten von IgG und Albumin durch entsprechende Quotientenbildung miteinander verglichen. Das Ergebnis dieser doppelten Quotientenbildung wurde von Tibbling et al. (1977) als IgG-Index bezeichnet, also:

$$\text{IgG-Index} = \frac{\dfrac{\text{IgG (Liquor)}}{\text{IgG (Serum)}}}{\dfrac{\text{Albumin (Liquor)}}{\text{Albumin (Serum)}}}$$

Als Normalwerte für diesen IgG-Index fanden Tibbling et al. an einem Kollektiv von 93 nicht neurologisch Kranken einen Wert von 0,46 ± 0,06, Reiber (1979) an 334 Normalpersonen einen von 0,43. Dieses Quotientenverhältnis ist Ausdruck der Selektivität der Schrankenfunktion: Das größere IgG-Molekül wird in geringerem Maße als das Albumin durch die Schranke filtriert. Das Verhältnis bleibt im Ventrikel-, zisternalen und lumbalen Liquor trotz unterschiedlicher absoluter Proteinkonzentrationen konstant und ist auch nicht, im Gegensatz zur allgemeinen Dichte der Schrankenfunktion (kenntlich am Albumin-Quotienten), physiologischen Altersveränderungen unterworfen.

Pathologische Abweichungen aus dem Normalbereich sind prinzipiell auf zweierlei Weise möglich:

1. Über eine vermehrte allgemeine Permeabilität der Blut/Liquor-Schranke (Schrankenstörung), kenntlich an einem Anstieg des Liquor/Serum-Quotienten für Albumin. In diesem Fall erfolgt auch ein proportionaler Anstieg des IgG-Quotienten: der IgG-*Index* bleibt konstant.

2. Durch eine lokale IgG-Produktion im ZNS, kenntlich an einem isolierten Anstieg des Liquor/Serum-Quotienten für IgG bei unverändertem Albumin-Quotienten: der IgG-*Index* steigt. Kombinationen beider Störungen äußern sich in einem Anstieg des IgG-Index bei pathologischem Albumin-Quotienten.

Diese Zusammenhänge können mit Hilfe graphischer Auswertemethoden verständlicher dargestellt werden (Eickhoff u. Heipertz 1977; Tibbling et al. 1977; Reiber 1980; Felgenhauer 1982; Felgenhauer et al. 1982). Solche Schemata haben den zusätzlichen Vorteil, daß unterschiedliche Patientenkollektive bequem miteinander verglichen werden können. Als Beispiel sind in Abb. 1 Mittelwerte, Regressionsgerade und

Standardabweichung des von Reiber (1979) untersuchten Normalkollektivs dargestellt. Die Altersgrenzen zwischen normaler und pathologischer Schrankendurchlässigkeit beruhen auf den Angaben von Eeg-Olofson et al. (1981) und Felgenhauer (pers. Mitt.). Wenn anstelle dieser Darstellungsmethode die Werte des IgG-Index (Tibbling et al. 1977) verwendet werden, ist bei den meisten Autoren auf Grund empirischer Befunde eine Obergrenze des Normalbereichs von I/A = 0,66 oder 0,7 gebräuchlich.

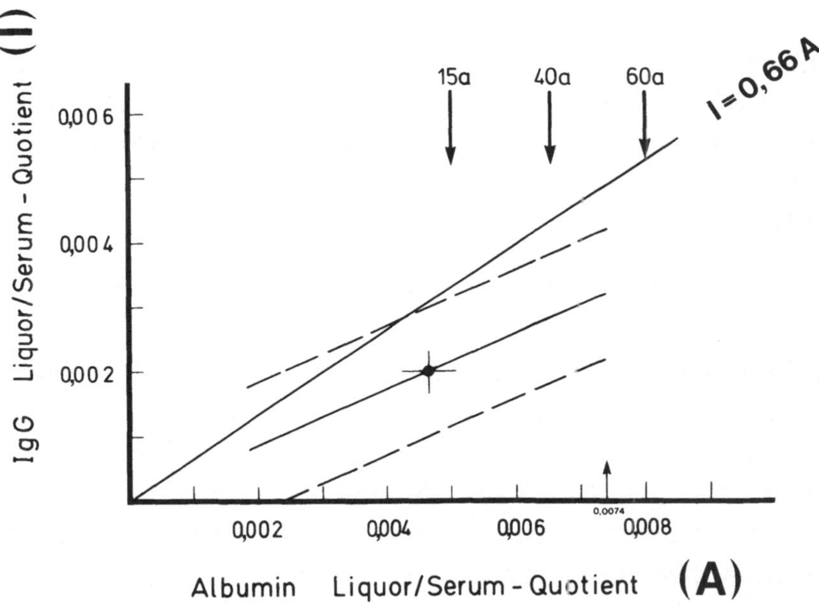

Abb. 1. Mittelwerte (I = 0,0020, A = 0,0046), Standardabweichung und Regressionsgerade (I = 0,43A) eines Kollektivs von 334 erwachsenen Normalpersonen (Reiber 1979). Zusätzlich ist die häufig benutzte Obergrenze des IgG-Index (Tibbling et al. 1977) von 0,66 eingezeichnet. Die eine lokale IgG-Produktion kennzeichnende Zunahme des IgG-Quotienten (I) würde die Werte parallel zur y-Achse verlagern, die für die Schrankenstörung charakteristische Zunahme des Albumin-Quotienten (A) entsprechend parallel zur x-Achse. Als Grenzen zwischen normaler und pathologischer Schrankendurchlässigkeit sind der von Reiber gefundene Wert für das Gesamtkollektiv (A = 0,0074) und Werte in Abhängigkeit vom Alter (15/40/60 Jahre) mit Pfeilen markiert. (In diesem Schema sind die Liquor/Serum-Quotienten nicht mit 10^3 multipliziert, um - wie von Reiber vorgeschlagen - ganze Zahlen zu erhalten)

Über diese Schemaauswertungen hinaus sind mehrere Formeln vorgestellt worden, mit deren Hilfe die Menge des lokal im ZNS synthetisierten IgG exakt berechnet werden kann (Übersicht bei Walsh u. Tourtellotte 1983). Im Zusammenhang dieser Studie sollen nur zwei erwähnt werden, die unter Benutzung der Liquor/Serum-Quotienten von IgG und Albumin sowie der o.g. Schrankenpermeabilitäts-Relationen beider Proteine arbeiten:

1. Das von Reiber (1979) angegebene IgGp (Maßangaben in mg/l, pathologische Werte ab 0 mg/l):

$$\text{IgG(Liquor)} - \left(0{,}43\ \frac{\text{Albumin(Liquor)}}{\text{Albumin(Serum)}} + 0{,}001\right) \cdot \text{IgG(Serum)}$$

2. Die von Tourtellotte u. Ma (1978) angegebene de novo-IgG-Syntheserate (Maßangaben in mg/Tag, wobei die Liquortagesproduktion mit 500 ml angesetzt wird, die errechneten Werte also etwa halb so hoch sind wie die von Reiber. Pathologische Werte lt. Tourtellotte ab 3,3 mg/Tag):

$$\left[\left(\text{IgG(Liquor)} - \frac{\text{IgG(Serum)}}{369}\right) - \left(\text{Alb(Liquor)} - \frac{\text{Alb(Serum)}}{230}\right) \cdot \left(\frac{\text{IgG(Serum)}}{\text{Alb(Serum)}}\right) \cdot 0{,}43\right] \cdot 5$$

Auf die jeweiligen Vor- und Nachteile der einzelnen Techniken soll hier nicht näher eingegangen werden. Grundsätzliche Probleme aller quantitativen Auswertemethoden zur Erkennung der lokalen IgG-Produktion bestehen jedoch auf zwei Gebieten:

1. Der Normalbereich ist elliptisch um eine Regressionsgerade konfiguiert. In Abhängigkeit zur Definition der Höhe und Steigung seiner Obergrenze - ob als Parallele zu dieser Regressionsgeraden (Reiber 1979) oder als weitere, durch den Nullpunkt laufende Regressionsgerade (Tibbling et al. 1977, s. Abb. 1) - kann ein bestimmter Anteil quantitativ geringer IgG-Produktionen nicht erfaßt werden, nämlich die, die noch nicht zu einem eindeutigen Anstieg des IgG-Quotienten über diese Obergrenze geführt haben.

2. Unter pathologischen Verhältnissen sind nicht nur Zustände von allgemeiner Permeabilitätssteigerung der Blut/Liquor-Schranke möglich, sondern auch solche Schrankenstörungen, bei denen es zu einer gleichzeitigen Änderung der Selektivität kommt, und zwar meistens i.S. einer dysproportionalen Permeabilitätssteigerung für größere Moleküle, also auch IgG. Von solchen Fällen ist eine leichte bis mittelgradige IgG-Produktion bei proportionaler Permeabilitätssteigerung (ohne

Änderung der Selektivität) durch quantitative Auswertemethoden allein nicht sicher abzugrenzen.

Diese methodischen Einschränkungen können nur durch solche Verfahren überwunden werden, die auf dem Nachweis anderer, nämlich qualitativer Veränderungen der lokal im ZNS gebildeten IgG-Fraktion beruhen: Das in den Liquorraum filtrierte IgG ist ein Gemisch zahlreicher IgG-Fraktionen, die im Rahmen multipler Immunprozesse gegen verschiedenartige Antigene gebildet wurde: es ist *polyklonal*. Entsprechend den unterschiedlichen isoelektrischen Punkten dieser Fraktionen wird das IgG bei elektrophoretischer Auftrennung über einen relativ breiten Bereich verteilt. Eine monospezifische, also gegen eine einzige antigene Determinante gerichtete humorale Immunantwort bewirkt im Gegensatz dazu die Synthese eines chemisch und ladungsmäßig einheitlichen, einem einzelnen Plasmazellklon entstammenden, also *monoklonalen* IgG. Solches IgG - im klassischen Fall das Myelom-IgG - stellt sich mit den meisten elektrophoretischen Methoden als scharf abgegrenzte Einzelfraktion dar (z.B. sog. M-Gradient bei Myelomproteinen).

Nach Einführung der Agarosegelelektrophorese in die Liquoruntersuchung wurden vorzugsweise bei multipler Sklerose (MS), aber auch bei anderen (entzündlichen) neurologischen Erkrankungen mit Betonung in der Gamma[3]-Region der Gamma-Globulinfraktion bis zu 4 Banden beschrieben (Tourtellotte et al. 1964; Link 1967; Schmidt 1968; Laterre et al. 1970; Lowenthal et al. 1970). Diese interindividuell sehr unterschiedliche Subfraktionierung konnte auf IgG-Fraktionen mit relativ einheitlicher elektrophoretischer Mobilität zurückgeführt werden und wurde erstmals von Laterre (1965) als *oligoklonales* Muster bezeichnet. Der gleiche Autor (Laterre et al. 1970) weist jedoch darauf hin, daß diese Benennung nicht dazu verleiten darf, ohne weiteres die ihr zugrundeliegende eingeschränkte elektrophoretische Mobilität mit eingeschränkter immunologischer (= antigener) Heterogenität gleichzusetzen (Abb. 2).

Ungeachtet solcher Erwägungen hat sich in der Folge der Nachweis der oligoklonalen IgG-Subfraktionierung in der Liquordiagnostik einen festen Platz erobert und besonders seit Einführung der isoelektrischen Fokussierung (IEF) an Bedeutung ständig zugenommen. Bei dieser

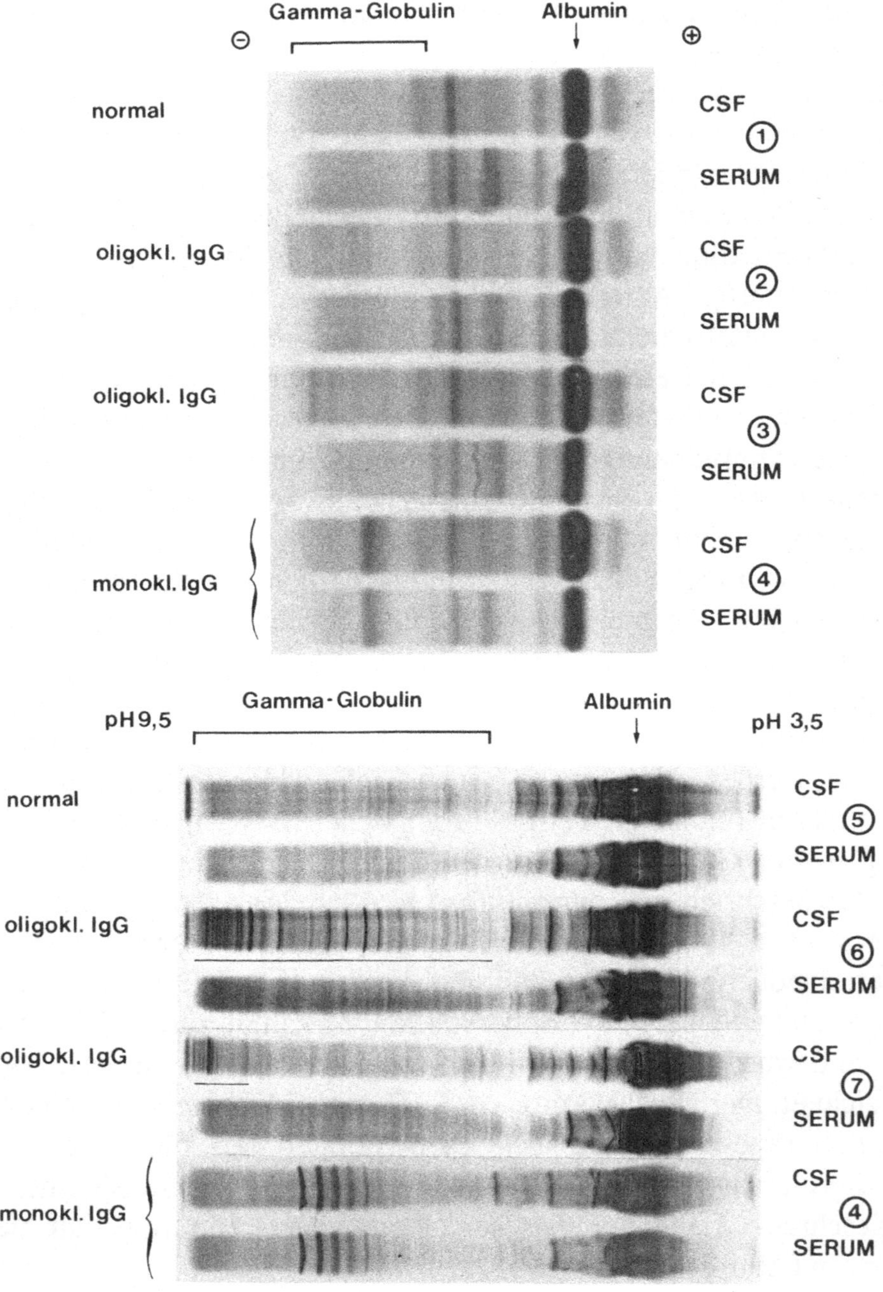

Abb. 2. Agarosegelelektrophorese (Paragon, Fa. Beckmann - *oben*) und isoelektrische Fokussierung (PAG-plates, Fa. LKB, pH 3,5-9,5 - *unten*) von Liquor und Serum. Die Ergebnisse von jeweils 4 Patienten sind dargestellt: 1/5 = unauffälliger Befund in Liquor und Serum. 2,3/6,7 = oligoklonale IgG-Subfraktionierung im Liquor bei unauffälligem Serum. 4/4 (gleicher Patient) = monoklonales IgG, identisch in Serum und Liquor

Technik wandert das zu fraktionierende Proteingemisch nicht bei konstantem pH, sondern in einem durch sog. Trägerampholyte aufrechterhaltenen, stabilen pH-Gradienten. Dadurch wird jedes Protein an seinem isoelektrischen Punkt, an dem ja definitionsgemäß die Summe der Nettoladungen und damit die elektrophoretische Mobilität gleich Null sind, konzentriert ("fokussiert"). Dieser Effekt bewirkt eine im Vergleich zu anderen elektrophoretischen Trennungsverfahren unerreicht hohe Auflösungskraft und Empfindlichkeit. Infolge dieser hohen Auflösungskraft der IEF werden zahlreiche Proteine in eine unerwartet große Anzahl von Untereinheiten getrennt; Liquorproteine bilden hiervon keine Ausnahme (Stibler 1978; Laurenzi u. Link 1979).

In einem oligoklonalen IgG-Muster sind die Banden nach IEF mit unterschiedlichen Abständen scheinbar regellos über den gesamten pH-Bereich des IgG verteilt, wenn auch meist mit kathodischer Betonung. Die Stärke der Einzelbanden unterliegt erheblichen Schwankungen und erreicht nur in Einzelfällen die der Banden eines monoklonalen Musters. Trotz einer gewissen individuellen Konstanz bestehen keine Übereinstimmungen interindividuell oder innerhalb bestimmter Krankheitsgruppen.

Bei der Entstehung eines oligoklonalen Musters haben wir von der Überlagerung einer limitierten Anzahl von Klonen auszugehen, deren Antikörper sich in Sequenz, Menge und Mikroheterogenität unterscheiden. Es erscheint vorstellbar, daß vorwiegend solche Banden aus der Masse der polyklonalen Antikörper hervorgehoben werden, die durch eine Summierung mehrerer Subfraktionen unterschiedlicher Antikörper am gleichen isoelektrischen Punkt entstanden sind.

Unter der Voraussetzung, daß eine im Rahmen einer entzündlichen ZNS-Erkrankung ablaufende Immungobulinproduktion nur gegen eine begrenzte Zahl von Antigenen gerichtet (also "oligoklonal") ist, kann davon ausgegangen werden, daß immer oligoklonales IgG im Liquor gefunden wird, wenn quantitativ eine eindeutige lokale IgG-Produktion nachzuweisen ist. Aufgrund der hohen Empfindlichkeit der IEF gelingt darüber hinaus dieser Nachweis häufig aber auch in Fällen, in denen alle quantitativen Parameter einschließlich der o.g. Schemaauswertungen im Normalbereich liegen.

Selbstverständlich dürfen nur solche Liquor-IEF-Befunde als "positiv" bewertet werden, bei denen nicht im gleichzeitig mituntersuchten Serum ein identisches Muster gefunden wird (Casey u. Mason 1979; Hershey u. Trotter 1980). Die Interpretation oligoklonaler Muster kann allerdings erschwert sein durch die Bildung artefaktbedingter "Banden", die anstelle der von anderen elektrophoretischen Verfahren gewohnten kontinuierlichen Zone bereits aus dem normalen polyklonalen IgG-Hintergrund herausragen können, ohne daß eine oligoklonale Immunantwort vorliegt (Chrambach et al. 1981). Ihre Entstehung ist insbesondere durch Spannungsdiskontinuitäten im Gel möglich, die mit der verwendeten Ampholytmischung variieren und durch ungleichmäßige Pufferungskapazität der Trägerampholyte zustande kommen (Felgenhauer u. Pak 1973; Hershey u. Trotter 1980). Dieses ampholytbedingte Grundmuster des normalen polyklonalen IgG kann im simultanen Vergleich zahlreicher Seren und Liquores von verschiedenen Patienten (unter identischen Bedingungen) durch das Fehlen interindividueller Schwankungen sichtbar gemacht werden.

Eine nähere Differenzierung der oligoklonalen IgG-Subfraktionen ist mit Hilfe zweidimensionaler Untersuchungsverfahren möglich (Schipper 1986). In der Liquordiagnostik sind dabei vor allem Immunfixationstechniken gebräuchlich: Ein zweites, mit einem spezifischen Antiserum getränktes Trägermedium (Zellulosenitrat, -azetat, Agarosegel) wird nach der Fokussierung mit dem IEF-Gel inkubiert, die in das zweite Trägermedium hinübergewanderten und dort präzipitierten Proteine anschließend gefärbt ("blotting"). Immunfixationstechniken ermöglichen z.B. die Subdifferenzierung der Klassen (Vartdal u. Vandvik 1983) und der Leichtkettentypen (Rocchelli et al. 1981; Mattson et al. 1982b; Mehta et al. 1982a; Vandvik et al. 1982; Walker et al. 1983) von elektrofokussierten Immunglobulinen des Liquors. Weitere Differenzierungsmöglichkeiten ergeben sich hinsichtlich der Spezifität dieser Antikörper mit Hilfe der "Imprint-Immunfixation". Dabei erfolgt der Transfer der elektrofokussierten Proteine auf antigenhaltige Agaroseplatten. Kurze Inkubationszeiten sind möglich und dadurch sequenzielle Untersuchungen mit mehreren Antigenen (bis zu 8) an der gleichen Probe. Die Spezifität des oligoklonalen IgG wurde gegen zahlreiche virale (Roström 1982; Vandvik et al. 1982) und bakterielle (Vartdal et al. 1980; Strandberg Pedersen et al. 1982) Antigene sowie gegen strukturelle Hirnkomponenten (Roström 1982) getestet.

Unter Ausnutzung der o.g. quantitativen und qualitativen Nachweisverfahren kann mit Hilfe der Liquoruntersuchung bei zahlreichen Erkrankungen des zentralen und peripheren Nervensystems und seiner Hüllen in unterschiedlicher Häufigkeit eine lokale IgG-Synthese nachgewiesen werden. Die lokale IgG-Produktion innerhalb des ZNS bei der MS ist seit langem bekannt und durch quantitative Vermehrung (Kabat et al. 1942) bei gleichzeitiger oligoklonaler Subfraktionierung (Laterre 1965) sowohl im Hirnhomogenat als auch im Liquor belegt. Dieses IgG ist relativ einheitlich in bezug auf seine Subklassen- und Leichtkettenzugehörigkeit sowie seine elektrophoretische Mobilität. Die Kappa/Lambda-Leichtkettenrelation ist (wie bei vielen entzündlichen Prozessen) zugunsten der Kappa-Leichtketten verschoben (Eickhoff et al. 1978), wobei sich diese Besonderheit entsprechend auch bei den oligoklonalen Subfraktionen findet (Mattson et al. 1982b; Mehta et al. 1982a; Schipper et al. 1982). Das Kappa-Leichtketten-IgG soll in der IEF kathodennäher wandern als das Lambda-Leichtketten-IgG (Rocchelli et al. 1981). Die überwiegende Zugehörigkeit des oligoklonalen IgG zur IgG_1-Subklasse ist wahrscheinlich (Vandvik et al. 1976; Salier et al. 1981). Insgesamt soll das oligoklonale Muster relativ stabil und unbeeinflußt von klinischen Veränderungen sein (Confavreux et al. 1986). Thompson et al. (1983) beobachteten andererseits bei etwa der Hälfte ihrer Patienten mit schubförmigen Verläufen einzelne neue Banden oder das Verschwinden von alten innerhalb eines Zeitraums von 4-17 Monaten, trotz relativer Konstanz des Bandenmusters insgesamt. Im Gegensatz zu dieser relativen Konstanz der qualitativen IgG-Veränderungen ist eine Fluktuation der absoluten Menge des IgG in Abhängigkeit von verschiedenen Parametern zu beobachten (s. unten).

Die pathogenetische Rolle, insbesondere die Spezifität, des lokal produzierten IgG ist bislang weitgehend ungeklärt. Sicherlich kann es nicht einfach eine monospezifische Immunantwort gegen ein isoliertes Epitop eines einzelnen, bislang noch nicht identifizierten Antigens darstellen. Darauf deuten u.a. Untersuchungen an Einzelplaques aus MS-Gehirnen: Mattson et al. (1980 u. 1982a), Glynn et al. (1982) und

Mehta et al. (1982b) konnten mit der IEF bei der Mehrzahl ihrer Patienten geringe Unterschiede des oligoklonalen Bandenmusters aus unterschiedlichen Plaques zeigen. Andererseits war bei allen Patienten auch ein durchgehendes Grundmuster erkennbar, welches von Salier et al. (1983) einem IgG_1-Allotyp zugeordnet werden konnte.

Ein quantitativ geringer Anteil und bei qualitativer Untersuchung nur einzelne Banden der oligoklonalen Subfraktionen, aber auch des polyklonalen IgG-Hintergrundes, sowohl aus dem Liquor als auch aus Hirnhomogenat, enthalten Antikörperaktivität gegen Masern in 76%, Herpes simplex in 36%, Mumps und Röteln in je 12%, gegen je zwei dieser Antigene in 36% der untersuchten Fälle. Weitere Aktivitäten wurden gegen Varizellen, Vaccinia, Mumps, Zytomegalie, Corona, Tollwut und sogar gegen bakterielle Antigene (Streptokokken, E. coli) beschrieben, außerdem gegen Autoantigene wie Nukleinsäuren, Erythrozytenmembranen, glattes Muskelgewebe. Etwas widersprüchliche Angaben liegen bezüglich der Spezifität gegen verschiedene strukturelle Hirnantigene, z.B. das basische Myelinprotein, vor (Arnadottir et al. 1979; Vartdal et al 1980; Roström et al. 1981; Shorr et al. 1981; Roström 1982; Überblick bei Iivanainen 1981). Bei den beschriebenen Aktivitäten, vor allem gegen neurotrope Viren, handelt es sich wie gesagt nur um geringe Anteile (zusammen nicht mehr als 10%) des vorhandenen IgG, z.B. weniger als 5% bei Anti-Masern-IgG (Mehta et al. 1980). Entsprechend stellen auch Vartdal u. Vandvik (1982) heraus, daß nach Absorption des Liquors mit Masern-, Varizellen- und Rotavirus-Antigen weder ein quantitativer IgG-Abfall, noch Veränderungen im oligoklonalen Bandenmuster auftraten. Eine Deutung dieser Aktivität als Ergebnis unspezifischer polyklonaler Mitaktivierung entsprechender B-Zellklone erscheint naheliegend, wenn auch bislang spekulativ (Sandberg-Wollheim et al. 1986). Auch anti-idiotypische Antikörper und deren Komplexe wurden nicht in nennenswerter Menge im Liquor nachgewiesen (Arnon et al. 1979; Ebers et al. 1979).

Ungeachtet dieser pathogenetischen Unklarheiten besteht Einigkeit, daß der Nachweis der lokalen IgG-Produktion in der klinischen *Diagnostik* zwar nicht beweisend ist, aber hohes Gewicht besitzt, zumal zunehmend genauere Bestimmungsmethoden zur Verfügung stehen (Thompson 1977; Johnson 1980; Iivanainen 1981; Felgenhauer 1982;

Walsh u. Tourtellotte 1983). Untersuchungen zu diesem Thema beruhen allerdings auf einer Vielzahl von quantitativen und qualitativen Techniken an unterschiedlichen Patientenkollektiven, bei denen wechselnde diagnostische Kriterien angelegt wurden: Unter diesem Aspekt erscheint die große Schwankungsbreite der Ergebnisse nicht verwunderlich.

In Tabelle 2 ist eine Auswahl neuerer Arbeiten zusammengestellt, welche die hier behandelten Nachweis- und Auswertekriterien der lokalen IgG-Produktion verglichen haben. Dabei hat die Mehrheit der Autoren, soweit sie bei den quantitativen Methoden Liquor/Serum-Quotientenbildungen zugrunde gelegt hat, den IgG-Index oder die de novo-Syntheserate benutzt. Unter den qualitativen Techniken wurden überwiegend die Agargelelektrophorese (ggf. als Panagel) oder - vor allem in den letzten Jahren in Europa - die isoelektrische Fokussierung vorgezogen. Pro Arbeitsgruppe wurde in die Tabelle nur je eine repräsentative Veröffentlichung aufgenommen. Nicht vergleichbar sind die durch einzelne Autoren gebildeten Gruppen von Patienten mit klinisch nicht eindeutiger, aber möglicher MS. Hier werden überwiegend deutlich geringe Prozentzahlen pathologischer Ergebnisse angegeben, die aber untereinander so stark schwanken, daß von einer erheblichen Unterschiedlichkeit der diagnostischen Kriterien ausgegangen werden muß.

Bei einem Vergleich der Durchschnittswerte der pathologischen Ergebnisse aller Autoren (Tabelle 1) ergibt sich, daß der Nachweis der oligoklonalen IgG-Subfraktionierung sowohl im direkten Vergleich der einzelnen Autoren als auch der Ergebnisse aller Arbeiten eine um 10-15% höhere Empfindlichkeit besitzt als die Auswertung der quantitativen Bestimmungen.

Tabelle 1. Durchschnittswerte der pathologischen Ergebnisse aller Autoren aus Tab. 2

Index	(14 Arbeiten):	73 ± 14%	(46 - 94%)
de novo-Synthese	(7 Arbeiten):	77 ± 11%	(58 - 92%)
AGE	(14 Arbeiten):	84 ± 10%	(65 - 100%)
IEF	(12 Arbeiten):	87 ± 8%	(68 - 99%)

Tabelle 2. Diagnostische Wertigkeit der lokalen IgG-Produktion: Zusammenstellung pathologischer quantitativer und qualitativer IgG-Befunde im Liquor bei 23 MS-Patientenkollektiven unterschiedlicher Autoren

Autoren	n	Wahrscheinlichkeitsgrad (Einteilungskriterien)	Quantitative Technik
Bloomer u. Bray (1981)	118	Sicher oder wahrscheinlich (Schumacher)	de novo-Synthese > 6
Caroscio et al. (1983)	197	Davon 34 sicher, 26 wahrscheinlich (McAlpine)	Index > 0,66 de novo-Synthese >10
Christensen et al. (1978)	30	"Clinically definite"	Index > 0,60
Christenson et al. (1983)	23	"As determined by neurological evaluation"	Index > 0,66
Chu et al. (1983)	62	Kein Wahrscheinlichkeitsgrad (Schumacher)	
Delmotte u. Gonsette (1977)	262	"Clinically definite" unter Einschluß des Liquors	
Gerson et al. (1981)	54	Kein Wahrscheinlichkeitsgrad (McDonald u. Halliday)	
Hershey u. Trotter (1980)	150	Davon 41/65 sicher, 16/32 wahrscheinlich (Rose)	Index > 0,66 de novo-Synthese > 4,5
Kostulas u. Link (1982)	43	"Clinically definite"	
Link u. Tibbling (1977a, b)	56	Unterschiedliche diagnostische Sicherheit (R. Müller)	Index > 0,58
Livrea et al. (1981)	64	Klin. sicher (McAlpine, McDonald u.Halliday, R. Müller)	Index > 0,68 de novo-Synthese > 1,09
Miller et al. (1983)	73	Davon 11 sicher, 30 wahrscheinlich (McAlpine)	
Olsson u. Nilsson (1979)	139	Kein Wahrscheinlichkeitsgrad (Schumacher)	
Perkin et al. (1983)	160	Unterschiedliche diagnostische Sicherheit (McDonald u. Halliday)	Index > 0,85
Rocchelli et al. (1983)	105	Davon 70 sicher, 35 wahrscheinlich (Schumacher)	Index > 0,70 de novo-Synthese > 3,3
Schipper et al. (1982)	160/292	Klinisch sicher/wahrscheinlich (Bauer)	Reiber-Schema (I > 0,43A + 0,001)
Schmidt et al. (1977)	80	Keine Angaben	
Schmidt u. Neumann (1978)	225	Sicher oder wahrscheinlich (Bauer)	
Sidén u. Kjellin (1978)	230	Davon 125 sicher, 105 wahrscheinlich (Schumacher)	
Sun et al. (1981)	49	Davon 16 sicher, 18 wahrscheinlich (Rose)	Index > 0,54
Thompson et al. (1979)	114	Davon 32 sicher, 58 wahrscheinlich (McDonald u. Halliday)	
Tourtellotte u. Ma (1978)	127	"Clinically definite"	de novo-Synthese >3,3
Verjans et al. (1983)	200	Klinisch sicher, konsekutiv (Schumacher)	Index > 0,66 de novo-Synthese > 0

% pathol.		Qualitative Technik	% pathol.		Bemerkungen
75		AGE (Panagel)	94		Bei Kombination quant. u. qual. 97% pathol. Bei "mögl. MS deutl. mehr pathol. de novo-Synth. als oligokl. IgG
94/65 88/27?	(s/w) (s/w)				Zahlreiche "false positives" (pathol. de novo-Synth. bei 13%). "Mögl. MS": Index in 68% pathol., de novo-Synth. in 26%
77		AGE	74		27% Schrankenstörungen
87		IEF	87,5		8,5% Schrankenstörungen
		Microdisc-PAGE	95		
		AGE IEF	65 91		Vgl. IEF vs. AGE
		AGE (Panagel)	78		Analyse auch hinsichtl. Spezifität, Vorhersagewahrscheinlichkeit, Effizienz
91/70 78	(s/w) (s)	AGE (Panagel) IEF	83/69 83/81	(s/w) (s/w)	Höhere Aussagekraft der IEF vs. AGE auch im direkten Vergl.: "Mögl. MS": Index in 44% pathol., AGE u. IEF in 24 bzw. 39%
		Agarose-IEF	98		Kein Unterschied zur PAGE-IEF
86		AGE	88		7% der Ktr.Pat. hatten erhöhten Index, aber kein oligokl. IgG (zu niedrige Obergrenze?)
62		IEF	99		
		AGE	100 82,5	(s) (w)	Vgl. mit neurophysiol. Parametern. "Mögl. MS": 81% pathol.
		IEF AGE	82 82		Vgl. IEF vs. AGE
77/46	(s/w)	Disc-PAGE	56 45	(s) (w)	Deutl. geringere IgG-Produktion in einer "single lesion group". Index hier in 32%, PAGE in 29% pathol.
56 58		IEF	90 68,5	(s) (w)	27% Schrankenstörungen
79		IEF	97		14% Schrankenstörungen
		AGE (bzw.	92,5 17,5)		2 Kollektive mit extrem hohen vs. normalen Gamma-Globulinwerten
		AGE	90-95	(s)	Nur 3% pathol. bei anderen neurologischen Erkrankungen?!
		IEF	90 80	(s) (w)	Analyse der Verteilungsmuster
60/77	(s/w)	IEF	75 83	(s) (w)	Quant. Erhöhung aus Diff.: pathol. minus normaler Index. "Mögl. MS": Index in 57% pathol., IEF in 73%
		Disc-PAGE	94 90	(s) (w)	"Mögliche MS": 60% pathol.
92		AGE (Panagel) (n = 37)	97		Kein oligokl. IgG bei Schrankenstörungen! Bei spinaler Verlaufsform: nur in 50% pathol. de novo-Synthese
68,5 76,5		IEF	98,5		22% Schrankenstörungen bei Albumin-Quotient >0,00825

Dabei beruht die relative Unempfindlichkeit der quantitativen Auswerteformeln nicht etwa auf einer zu hoch angesetzten Obergrenze des statistischen Normbereiches: Mehrere Untersucher (Link u. Tibbling 1977b; Hershey u. Trotter 1980; Caroscio et al. 1983) weisen auf eine relativ hohe Anzahl "falsch pathologischer" quantitativer Ergebnisse bei nichtentzündlichen ZNS-Erkrankungen hin. Darüber hinaus schwanken die Prozentzahlen pathologischer Ergebnisse auch bei der MS, sowohl bei Verwendung des Index als auch der de novo-Syntheserate, ohne eindeutige Abhängigkeit von den jeweils angegebenen Obergrenzen der Normbereiche. In diesem Zusammenhang fällt weiter ins Auge, daß die Schwankungsbreite der Ergebnisse der beiden qualitativen Techniken (Agargelelektrophorese und IEF) deutlich geringer ist als die der beiden quantitativen Auswertemethoden, obwohl doch die ersteren sehr viel mehr vom subjektiven Eindruck des jeweiligen Auswerters abhängen. Auch ist die Anzahl der angegebenen falsch pathologischen Ergebnisse hierbei nicht höher als bei den quantitativen Techniken. Zumindest von den Ergebnissen der klinischen Untersuchungen her muß also der Eindruck relativiert werden, daß die objektiven Meßmethoden gegenüber den auf subjektive Auswertung angewiesenen elektrophoretischen Techniken zwar die geringere Empfindlichkeit, aber eine höhere Genauigkeit besitzen. Der Versuch einzelner Autoren, dieser Problematik durch die Verwendung einer "Testbatterie", also einer Vielzahl, lediglich den gleichen Parameter prüfender, quantitativer Auswertetechniken beizukommen (Hershey u. Trotter 1980; Caroscio et al. 1983), spiegelt hier nur eine Pseudosicherheit vor.

Bei der Auswertung der IgG-Veränderungen drängt sich die Frage nach deren pathogenetischem Zusammenhang mit klinischen Verlaufskriterien auf; die hierzu bereits 1942 von Pette formulierten Fragen sind bis heute nicht ausreichend beantwortet: Welche Veränderungen finden wir im akuten, chronischen und Spätstadium der Erkrankung? Bestehen Verbindungen zwischen Liquorveränderungen und Verlaufsform der Erkrankung? Erlaubt der Liquorbefund sichere Schlüsse hinsichtlich Diagnose und Prognose?

Nach Ansicht der Mehrzahl der Autoren ist das oligoklonale IgG-Bandenmuster weitgehend unbeeinflußt von klinischen Parametern wie Erstmanifestationsalter, Krankheitsdauer, Verlaufsform, Akuitätsstadium der MS (Bollengier et al. 1976; Delmotte u. Gonsette 1977; Schmidt u. Neumann 1978; Olsson u. Nilsson 1979; Hershey u. Trotter 1980; Livrea et al. 1980; Perkin et al. 1983; Rocchelli et al. 1983). Nur einzelne Beobachtungen - in der Regel allerdings aus gut kontrollierten Studien - sprechen von einem Zusammenhang zwischen Behinderungsgrad einerseits und Intensität der Bandenmuster andererseits. Moulin et al. (1983) sahen bei monosymptomatischer MS mit oligoklonalem IgG weit häufiger ein Fortschreiten zu klinisch eindeutigen MS-Formen als bei Fehlen von oligoklonalem IgG. Entsprechend fanden auch Stendahl-Brodin u. Link (1980) sowie Christensen et al. (1978) bei Abwesenheit von oligoklonalem IgG geringere Behinderungsgrade. Alle drei Arbeitsgruppen verwendeten die Agargelelektrophorese, die bei dieser Fragestellung wegen ihrer relativen Ungenauigkeit über eine Ja/Nein-Antwort bezüglich des Vorhandenseins von Banden hinaus kaum Aussagen erlaubt.

Mit Hilfe der isoelektrischen Fokussierung haben Kjellin u. Sidén 1977 und 1978 (S. u. K.) über unterschiedliche Bandenmuster in Abhängigkeit von Geschlecht, Verlaufsform, Krankheitsdauer, Topik der Läsion berichtet, insbesondere über eine mehr kathodische Anordnung auffälliger Banden bei rein spinaler Symptomatik, bei Patienten mit nur einem Schub und Krankheitsdauer von mehr als einem Jahr. Diese Befunde wurden allerdings von anderen Autoren nicht bestätigt (Delmotte u. Gonsette 1977; Rocchelli et al. 1983; Verjans et al. 1983). Verjans et al. haben indes als bislang einzige Autoren an einem größeren Krankengut auch Unterschiede der IEF-Bandenzahl in Abhängigkeit vom Progressions-Index mitgeteilt: die maligneren Krankheitsverläufe hatten mehr Banden.

Größere Uneinigkeit herrscht über den Zusammenhang zwischen klinischen, vor allem prognostischen Variablen und der Höhe der IgG-Produktion: Schmidt et al. haben 1977 in einem methodisch sehr sorgfältigen Vergleich zweier Gruppen mit extrem hohen und normalen Gamma-Globulinwerten keinen signifikanten Zusammenhang mit Alter, Geschlecht, Krankheitsdauer, Schubfrequenz und Krankheitsprogression gefunden. Ihre, allerdings mit einer relativ unempfindlichen Technik (quantitative Elektrophorese) gewonnenen, Ergebnisse wurden mit Hilfe des IgG-Index und der de novo-Syntheserate durch

Livrea et al. (1981) - wenn auch ohne genauere Spezifikation der durchgeführten Untersuchungen -, Hershey u. Trotter (1980) und vor allem Verjans et al. (1983) bestätigt. Die letzteren Autoren sahen lediglich dann einen fast signifikanten Unterschied, wenn Gruppen hochmaligner und benigner Verläufe verglichen wurden. Demgegenüber steht eine Reihe von Berichten, die eine höhere IgG-Produktion bei schwereren Behinderungsgraden fanden, besonders wenn diese nach kürzerer Krankheitsdauer und bei früher Erstmanifestation erreicht wurden (Olsson u. Link 1976; Tourtelotte u. Ma 1978; Stendahl-Brodin u. Link 1980; Perkin et al. 1983; Schuller u. Sagar 1983).

Unabhängig hiervon ist der Anstieg der IgG-Produktion im Verlauf eines Schubes weitgehend unbestritten (Bauer u. Gottesleben 1969; Olsson u. Link 1973; Tourtelotte u. Ma 1978), sogar noch dann, wenn die in vitro-IgG-Produktion von Liquorzellen bestimmt wurde (Sandberg-Wollheim 1974). Ebenso unbestritten ist, daß eine ACTH- oder Kortikoidtherapie vorübergehend den Liquor-IgG-Spiegel signifikant senkt (Hershey u. Trotter 1980; Tourtellotte et al. 1980; Caroscio et al. 1983), allerdings ohne nachweisbaren Einfluß auf das oligoklonale Muster (Olsson u. Nilsson 1979; Tourtellotte et al. 1980; Thompson et al. 1983).

Ein besonderes Problem stellt die Gruppe der monosymptomatischen Verlaufsformen der MS dar. Gerade in diesen Fällen, in denen die Diagnose "MS" nach klinischen Bewertungskriterien allenfalls als "möglich" eingestuft werden kann, gibt der Nachweis einer lokalen IgG-Produktion dem Verdacht zusätzliche Sicherheit. Dies hat z.B. besonderes Gewicht bei spinalen Verlaufsformen, deren differentialdiagnostische Abgrenzung von vaskulär oder kompressionsbedingten zervikalen Myelopathien oft erhebliche Schwierigkeiten bereitet. Es wurde bereits darauf hingewiesen, daß die in der Literatur angegebenen, stark schwankenden Prozentzahlen pathologischer Ergebnisse bei "möglicher" MS (zwischen 29 und 81% je nach Methodik, siehe Tabelle 2) die Vermutung uneinheitlicher Auswahlkriterien nahelegen und einen direkten Vergleich unmöglich machen. Wie jedoch die o.g. Ergebnisse von Moulin et al. (1983), die das Fortschreiten von monosymptomatischen Verlaufsformen zu klinisch sicheren MS-Fällen mit dem Nachweis von oligoklonalem IgG gekoppelt fanden, zeigen, scheinen auch hier prognostische Aussagen möglich zu sein.

Unter den monosymptomatischen Verlaufsformen ist die Optikusneuritis besonders eingehend untersucht worden. Aufgrund der uneinheitlichen Ätiologie dieses Krankheitsbildes ist es häufig schwierig, im Initialstadium nichtentzündliche oder infektiöse Ursachen differentialdiagnostisch abzugrenzen. Die Angaben über das Vorkommen oligoklonaler IgG-Subfraktionen schwanken hier je nach Auswahlkriterien und Methodik zwischen 41 und 81,5% (Link et al. 1973; Sandberg-Wollheim 1975; Feasby u. Ebers 1982; Ghezzi et al. 1983; Wurster et al. 1983; Schipper et al. 1984b). Link et al. (1973) beobachteten bei ihren Optikusneuritis-Patienten mit oligoklonalem IgG wesentlich häufiger auch andere Entzündungsparameter im Liquor (Pleozytose, erhöhte IgG-Konzentration, abnorme Kappa/Lambda-Relation, erhöhte Masernantikörpertiter). Wie bei der MS ist die Spezifität der Hauptmasse des lokal produzierten IgG unbekannt: Vandvik et al. (1979) demonstrierten, daß zwar bei zahlreichen Optikusneuritis-Patienten mit oligoklonalem IgG auch Antikörper gegen Masern, Mumps, Röteln und Herpes simplex im Liquor auftreten, daß diese jedoch zum polyklonalen IgG-Hintergrund, nicht zu den oligoklonalen Subfraktionen gehören.

Prognostische Aussagen in bezug auf das Risiko der Entwicklung einer MS nach monosymptomatischer Optikusneuritis werden durch zahlreiche Faktoren mitbeeinflußt: Auswahlkriterien und Alter des Kollektivs, Art und Dauer der Verlaufsbeobachtung, regionale Risikounterschiede, unterschiedliche Bewertungsmaßstäbe der Wahrscheinlichkeit der MS-Diagnose. Es ist daher nicht überraschend, daß das Risiko aufgrund klinischer Untersuchungen zwischen 11,5 und 85% angegeben wird, mit mittleren Werten um 30-35% (Kahana et al. 1976; Cohen et al. 1979). Verschiedene Ansichten bestehen auch über die prognostische Wertigkeit entzündlicher IgG-Veränderungen im Liquor. Neben den o.g. Faktoren dürfte z.T. auch die unterschiedliche Methodik hierfür verantwortlich sein. Immerhin herrscht Übereinstimmung, daß Patienten, bei denen oligoklonale IgG-Subfraktionen im Liquor nachgewiesen wurden, einem höheren MS-Risiko unterliegen (Sandberg-Wollheim 1975; Haller 1981; Nikoskelainen et al. 1981; Moulin et al 1983; Stendahl-Brodin u. Link 1983; Schipper et al. 1984b). Bei dieser Gruppe von Patienten sahen Stendahl-Brodin et al. (1978) auch ein häufigeres, der MS vergleichbares, Vorkommen des HLA-Antigens DR2 als bei Optikusneuritis-Patienten ohne entzündliche Liquorveränderungen.

Im Vergleich zur monosymptomatischen Optikusneuritis ist bei der MS die prognostische Aussagekraft der Höhe der lokalen IgG-Produktion weitaus schwieriger zu beurteilen, da zahlreiche unterschiedliche Faktoren in die Überprüfung miteinbezogen werden müssen. Diese kann daher nur mit Hilfe einer multivariaten statistischen Auswertung durchgeführt werden.

2 Patienten und Methodik

Alle Liquoruntersuchungen erfolgten in unserem Labor nach einheitlichen Kriterien. Gesamtprotein, IgG und Albumin in Liquor und korrespondierendem Serum wurden nephelometrisch bestimmt (Sternberg 1977). (Vor 1977 durchgeführte IgG- und Albuminbestimmungen erfolgten mit der radialen Immunodiffusion (Reiber 1979), z.B. bei Verlaufsuntersuchungen in der MS-Gruppe. Die erhaltenen Werte sind mit denen der nephelometrischen Bestimmungen identisch.) Zur Auswertung der quantitativen Ergebnisse wurden entsprechend den in der Einleitung dargestellten Prinzipien die jeweiligen Liquor/Serum-Quotienten von IgG und Albumin gebildet und im Text sowohl direkt als auch nach Multiplikation mit 10^3 entsprechend dem Vorschlag von Reiber (1980) angegeben. In den Schemazeichnungen und Tabellen wurden beide Werte auch alternativ verwendet.

Die beiden Quotienten wurden überwiegend mit Hilfe des von Reiber (1980) entwickelten Schemas (Abb. 3) graphisch miteinander verglichen. Dieses enthält den in der Abb. 1 dargestellten Normbereich. Die Grenze zur Blut/Liquor-Schrankenstörung (0,0074 bzw. 7,4) stellt den Durchschnittswert des von Reiber untersuchten Gesamtkollektivs dar und berücksichtigt keine Geschlechts- oder Altersunterschiede. Jenseits dieses Wertes ist die Fortsetzung des Normalbereichs als Schrankenstörung mit erhaltener Selektivität definiert, der Bereich darüber entweder als Schrankenstörung mit gestörter Selektivität oder als beginnende lokale IgG-Produktion bei erhaltener Selektivität. Oberhalb der aus dem Mittelpunkt des Normalbereichs aufsteigenden 45°-Grenze muß aus theoretischen Gründen eine lokale IgG-Produktion vorliegen, da auch bei völlig aufgehobener Schrankenfunktion das IgG allenfalls im gleichen Verhältnis wie das Albumin aus dem Serum in den Liquorraum eindringen kann.

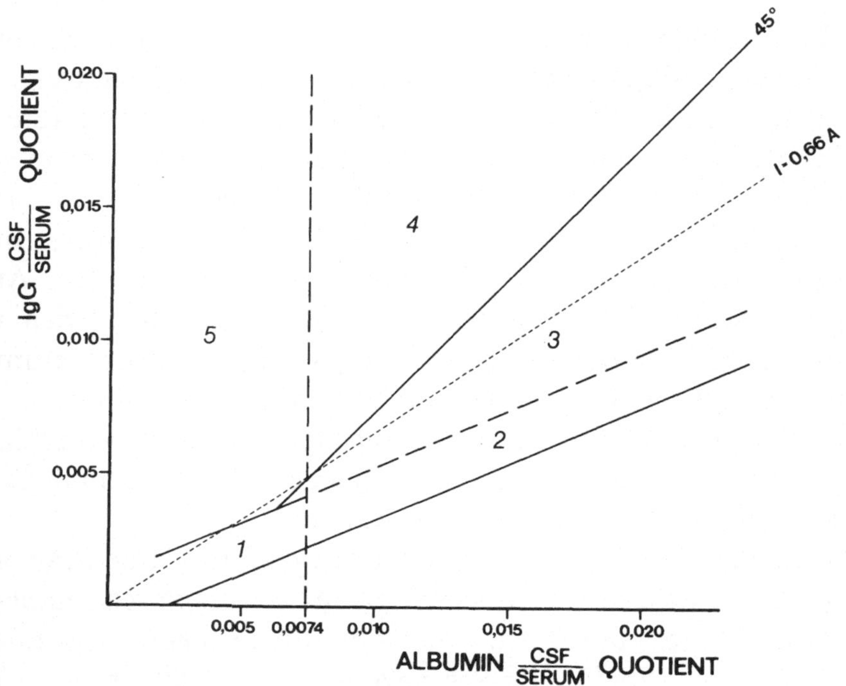

Abb. 3. Graphische Darstellungsmethode zur Auswertung der quantitativen Ergebnisse: Das von Reiber (1980) entwickelte Schema enthält den in Abb. 1 dargestellten Normbereich (1), die Bereiche der Schrankenstörung mit erhaltener (2) und gestörter (3) Selektivität der Filterfunktion sowie mit eindeutiger lokaler IgG-Produktion (4). Bereich (5) kennzeichnet eine eindeutige lokale IgG-Produktion bei ungestörter Schrankenfunktion. (Zur Definition der Schrankenselektivität s. S. 2.) Wie in Abb. 1 wurde auch hier der IgG-Index von 0,66 zur besseren Orientierung angedeutet.

Im Rahmen der Untersuchungen an MS-Patienten war auch ein Vergleich der absoluten Höhe der lokalen IgG-Produktion erforderlich. Hierzu wurden die in der Einleitung beschriebenen etablierten Formeln: IgGp (Reiber 1979), de novo-IgG-Synthese (Tourtellotte u. Ma 1978) und IgG-Index (Tibbling et al. 1977) parallel benutzt. Um darüber hinaus ohne Anwendung komplizierterer Formeln einen raschen Vergleich mit den Quotientenangaben der Schemaauswertungen zu ermöglichen, wurde jeweils auch die Differenz des (Liquor/Serum-) IgG-Quotienten abzüglich eines Teils von 0,43 des Albumin-Quotienten angegeben (I-0,43A). Diese Quotientendifferenz stellt den Anteil des IgG-Quotienten dar, der in dem Schema oberhalb der mit I = 0,43A definierten Regressionsgeraden des Normbereichs (s. Abb. 1) liegt. Ihre Anwendung ermöglicht den unmittelbaren quantitativen Vergleich der im Schema graphisch erfaßten IgG-Quotienten auch bei unterschiedlichen Schrankendurchlässigkeiten, da der (durchschnittliche) Anteil des aus dem Serum in den Liquorraum übergetretenen IgG jeweils abgezogen wird. Wie aus Abb. 11 hervorgeht, besteht eine fast lineare Übereinstimmung dieser (dimensionslosen) Quotientendifferenz mit den in ml/l und mg/500 ml angegebenen Werten des IgGp und der de novo-IgG-Synthese.

Vor der isoelektrischen Fokussierung wurden die Liquorproben durch Ultrafiltration auf eine einheitliche IgG-Konzentration von 40 µg IgG/10 µl Auftragsvolumen eingestellt. In unseren Händen hat sich hierzu die Zentrifugation mit Centriflo CF 25-Membranen der Fa. Amicon, Lexington (USA) als zuverlässig und rasch bei vernachlässigbaren Proteinverlusten bewährt. Die gleichzeitig mituntersuchten Seren wurden unverdünnt aufgetragen.

Die IEF erfolgte in Dünnschicht-Polyacrylamidgelen (PAG-plates der Fa. LKB, München), pH-Bereich 9,5-3,5. Probenauftrag (je 10 µl) über Filterpapierstücke in Position 6 der LKB-Auftrageschablone, entsprechend etwa pH 5-5,5, der späteren Position des Albumins. Die Fokussierung wurde zunächst mit konstanter Stromstärke (35 mA) begonnen, anschließend der Lauf bei konstanter Spannung (1000 V) fortgesetzt. Durchschnittliche Fokussierungsdauer mit dieser Technik: 2 3/4 h. Einzelheiten hierzu bei Schipper et al. (1984a). Routinemäßige Färbung mit Coomassie Blau (Winter et al. 1977). (Bei nicht ausreichender Liquormenge wurde in Einzelfällen auch eine von uns entwickelte Silberfärbungstechnik (Schipper et al. 1984a) angewendet, die wegen ihrer höheren Empfindlichkeit die Fokussierung von 0,4-0,6 µl IgG/20 µl Auftragsvolumen ermöglicht.) Die Befundauswertung erfolgte jeweils ohne Kenntnis der klinischen Daten oder der Ergebnisse quantitativer Liquoruntersuchungen.

Zur Immunfixation wurden Zelluloseazetatstreifen (SM 11200, Fa. Sartorius, Göttingen) 30 min in unverdünntem Antiserum getränkt (Kaninchen-anti-Human-IgG/L-Kette, Typ Kappa oder Lambda, spezifisch gegen freie und gebundene Leichtketten, Fa. Behringwerke, Marburg) und nach Abschluß der IEF luftblasenfrei auf die kathodische Hälfte des Gels aufgelegt. Inkubation bei Raumtemperatur über 2 h, danach Waschen in 0,9% NaCl über 24 h bei 4°C, Färben mit Amidoschwarz 10B (0,5% in Methanol/Eisessig 9:1) für 5 min. Entfärbung in Methanol/Eisessig 9:1 bis zur völligen Entfärbung des Untergrundes bei guter Sichtbarkeit der Präzipitate (ca. 10 min). Aufwalzen auf entfetteten Objektträger, 10 min Transparenzbad (Dioxan/Isobutanol 7,2:2,8). Trocknen bei 100°C für 10 min.

Die in die Untersuchung einbezogenen Patienten entstammen dem Krankengut unserer Klinik, in der die multiple Sklerose einen Schwerpunkt wissenschaftlicher Arbeit bildet. Der Verlauf zahlreicher Erkrankungsfälle ist daher über Jahre engmaschig verfolgt und systematisch dokumentiert worden. Anhand der vorliegenden Krankenakten wurden die klinischen Angaben bei allen Patienten nochmals eingehend überprüft. Entsprechend den jeweiligen Fragestellungen wurde bei geeigneten Patienten die im folgenden dargelegte Einteilung in Krankheitsgruppen vorgenommen.

2.1 Beeinflussung der IgG-Produktion durch von der Krankheitsprogression unabhängige Faktoren

Es war zunächst zu prüfen, inwieweit die Liquoreiweißparameter durch Faktoren beeinflußt werden, welche nicht unmittelbar mit dem Ausmaß der klinisch faßbaren Behinderung zusammenhängen, insbesondere

Alter und Geschlecht der Patienten, Verlaufsform und Dauer der Erkrankung. Hierzu wurden 240 Patienten unserer Klinik ausgewählt (*"Basisgruppe"*), bei denen die MS durch unabhängige Untersucher nach den von Bauer (1980) definierten Kriterien als klinisch sicher oder wahrscheinlich eingestuft worden war. (Bei der Untergruppe der Erstmanifestierten ist diese Einstufung in der Regel erst retrospektiv erfolgt.) Eine Einteilung nach Behinderungsgrad oder Akuität des Krankheitsstadiums erfolgte in dieser Gruppe nicht. Es wurden nur Patienten berücksichtigt, bei denen die Lumbalpunktion nicht während oder unmittelbar nach einer ACTH- oder Kortikoidtherapie durchgeführt worden war.

Die Gruppe setzt sich zusammen aus vier Untergruppen von Patienten mit unterschiedlicher Krankheitsdauer zum Zeitpunkt der Lumbalpunktion. Diese erfolgte jeweils:
- innerhalb 3 Monaten nach Erstmanifestation klinischer Symptome,
- 1 Jahr nach Erstmanifestation,
- 5 oder 6 Jahre nach Erstmanifestation,
- 15 oder mehr Jahre nach Erstmanifestation, im Mittel 22 Jahre.

Die einzelnen Untergruppen wurden dabei in der Weise gebildet, daß in die erste und letzte dieser Gruppen alle in unserer Klinik bekannten und nach den o.g. Kriterien untersuchten Patienten (je 60) einbezogen wurden. In die zweite und dritte Gruppe wurden ebenfalls je 60 Patienten aufgenommen, die, um Vergleichbarkeit mit den beiden erstgenannten Gruppen zu gewährleisten, nach Zufallskriterien ausgewählt wurden. Geschlechtsverteilung, Durchschnittsalter und Verteilung der Verlaufsformen (schubförmig (s)/sekundär chronisch progredient (scp)/primär chronisch progredient (pcp)) sind in der Tabelle 3 getrennt für die einzelnen Untergruppen und die Gesamtgruppe wiedergegeben.

Aus den nach o.g. Vorschriften parametrisierten Einzeldaten wurde eine Variablen x Patienten-Matrix erstellt und auf Datenträger (Lochkarten) übertragen. Die weitere statistische Auswertung erfolgte auf einer UNIVAC 1100-08 der Gesellschaft für wissenschaftliche Datenverarbeitung Göttingen mit Hilfe des Programmpaketes BMDP (Biomedical Computer Programs, Dixon u. Brown 1979). Deskriptiv-statistische Untersuchungen (Erstellung von Mittelwerten, Standardabwei-

Tabelle 3. Geschlechtsverteilung, Durchschnittsalter und Verlaufsform der Erkrankung bei den Patienten der "Basisgruppe"

	n	% weibl.	Alter	% s/scp/pcp
Erstmanifestation	60	74	31,8 ± 10,0	85/3/12
1 Jahr nach Erstmanifestation	60	75	32,8 ± 10,1	73/10/17
5 oder 6 Jahre nach Erstmanifestation	60	68	37,6 ± 12,4	50/25/25
≥15 Jahre nach Erstmanifestation	60	62	51,8 ± 9,6	38/30/32
Gesamtgruppe	240	70	38,5 ± 13,2	62/17/21

chungen, etc.) wurden mit Hilfe der Unterprogramme 2D (Data Description) und 7D (Histograms) des BMDP durchgeführt. Die Unterschiede zwischen den "unabhängigen" Variablen (Alter, Geschlecht, Verlaufsform, Krankheitsdauer) und den "abhängigen" Variablen (Laborparameter) wurden über ein- und zweifaktorielle Varianzanalysen (Eimer 1978) mit Hilfe des Unterprogramms 2V des BMDP analysiert.

2.2 Konstanz der IgG-Produktion im Verlauf

Die quantitativen Schwankungen der IgG-Produktion wurden bei denjenigen Patienten der "klinischen Gruppe" (s. Abschn. 2.3) näher untersucht, die mehrfach in mindestens Einjahresabstand lumbalpunktiert worden waren (n = 78). Dabei lagen von 34 Patienten je zwei Punktionen in mindestens diesem Abstand, von 44 drei und mehr (bis zu sechs) vor. Geschlechtsverhältnis: 74/26% (w/m). Relation der Verlaufsformen: 53/32/15% (schubförmig/sekundär chronisch progredient/primär chronisch progredient), damit lediglich unwesentlich höherer Anteil sekundär chronisch progredienter Verlaufsformen im Vergleich zur Gesamtgruppe. Aus sämtlichen vorliegenden Lumbalpunktionen jedes einzelnen Patienten wurden Mittelwert und Standardabweichung der individuellen lokalen IgG-Produktion gebildet. Dabei wurden die Ergebnisse sämtlicher von diesem Patienten vorliegenden Lumbalpunktionen in die Auswertung miteinbezogen, auch wenn diese innerhalb der o.g. Zeiträume kurzfristig aufeinander erfolgt waren. Darüber hinaus wurde in dieser Gruppe eine laufende oder unmittelbar vorher beendete ACTH- oder Kortikoidtherapie nicht berücksichtigt, so daß die *spontanen* Schwankungen der IgG-Produktion tatsächlich geringer ausfallen dürften.

Ebenfalls einbezogen in die Untersuchung quantitativer IgG-Parameter wurden 43 Patienten mit initial monosymptomatischer (klinisch eindeutiger) Optikusneuritis, bei denen sich kein anamnestischer oder klinischer Hinweis auf eine vorausgegangene disseminierte Symptomatik bzw. eine andere als chronisch-entzündliche Ätiologie der Optikusneuritis ergeben hatte. 39 dieser Patienten waren im Rahmen einer Prospektivstudie nachuntersucht worden, über die Ergebnisse der Nachuntersuchung wurde bereits in einer früheren Veröffentlichung berichtet (Schipper et al. 1984b). Das Intervall seit der Optikusneuritis hatte dabei mindestens 12, längstens 85 Monate betragen, im Mittel 44 (Durchschnittsalter zum Zeitpunkt der Optikusneuritis: 33 Jahre).

Bei 44 Patienten "der klinischen Gruppe" wurde die IEF in mindestens Einjahresabstand wiederholt und die Anzahl der deutlich unterscheidbaren IgG-Subfraktionen miteinander verglichen. Geschlechtsverhältnis der Gruppe: 64/36% (w/m). Durchschnittliche Krankheitsdauer und Relation der Verlaufsformen gehen aus Tabelle 10 hervor und liegen im Rahmen der Gesamtgruppe. Die Ergebnisse wurden mit denen der quantitativen Untersuchungen und mit dem Progressions-Index (s. auch Abschn. 2.3) verglichen.

Die Verteilung gebundener und freier Leichtketten innerhalb der oligoklonalen IgG-Subfraktionen bei der MS wurde an 158 Patienten unserer Klinik mit sicherer oder wahrscheinlicher MS durch Immunfixation untersucht. Dabei wurde die Intensität der jeweiligen Kappa- oder Lambda-Anfärbung relativ grob in einem System von negativ über einfach- bis dreifach-positiv bewertet. Bei 30 dieser 158 Patienten konnte die Leichtkettenverteilung in längerem Zeitabstand kontrolliert werden: bei 8 Patienten nach 6 Monaten, bei 12 nach einem Jahr, bei 10 nach drei Jahren.

2.3 IgG-Produktion und Krankheitsprogression

Zur Prüfung der Frage, ob ein Zusammenhang zwischen Liquorparametern und Verlauf der Erkrankung besteht, wurden 151 Patienten (davon 69% weiblich) mit sicherer oder wahrscheinlicher MS (Bauer 1980) ausgewählt, die in ständiger Betreuung unserer Klinik und der Informations- und Beratungsstelle für MS-Patienten stehen (*"klinische Gruppe"*). Um den Krankheitsverlauf sicher beurteilen zu können, wurden nur solche Patienten aufgenommen, bei denen die Krankheitsdauer zwischen Erstmanifestation klinischer Symptome und für die Studie verwerteter klinisch-neurologischer Untersuchung mindestens 5 Jahre (im Mittel 11,5) betrug. Aus diesem Grund liegt (neben der durchschnittlichen Krankheitsdauer) auch der Prozentanteil sekundär chronisch progredienter Verlaufsformen im Vergleich zur "Basisgruppe" deutlich höher:

	schubförmig	sekundär chronisch progredient	primär chronisch progredient
Basisgruppe	62%	17%	21%
klinische Gruppe	54%	29%	17%

Die Bewertung des Schweregrades der Behinderung und des sog. "disability score" erfolgte nach der Einteilung von Kurtzke (1961) durch unabhängige Untersucher mit Hilfe eines schematisierten Auswertebogens. Der Progressions-Index (Poser et al. 1982) als Maß der Krankheitsprogredienz wird durch Quotientenbildung aus Schweregrad und

Krankheitsdauer (in Jahren) erhalten. In 13 Fällen war die klinische Untersuchung während eines Schubes erfolgt; dies wurde bei der Auswertung berücksichtigt. Die Lumbalpunktion war ohne festliegende Grenze des zeitlichen Abstandes zur Erstmanifestation durchgeführt worden, überwiegend aber in weiterem zeitlichen Zusammenhang mit der klinischen Untersuchung (durchschnittlicher Abstand zwischen klinischer Erstmanifestation und für die Studie verwerteter Lumbalpunktion: 10 Jahre). Nur solche Lumbalpunktionen wurden berücksichtigt, die nicht während oder unmittelbar nach einer ACTH- oder Kortikoidtherapie erfolgt waren. Auch in dieser Gruppe erfolgten deskriptiv-statistische und varianzanalytische Auswertungen nach den unter Abschn. 2.1 angegebenen Verfahren.

Von zahlreichen Patienten der Gruppe liegen Ergebnisse mehrerer Punktionen in mindestens Jahresabstand vor: in 23% zwei, in 29% drei und mehr. Vor allem diese Patienten wurden zusätzlich in eine gesonderte Auswertung einbezogen, die die quantitative und qualitative Konstanz der lokalen IgG-Produktion betrifft (s. Abschn. 2.2). In Abschn. 2.2 war ebenfalls darauf hingewiesen worden, daß bei den 44 Patienten aus der "klinischen Gruppe", bei denen Verlaufsuntersuchungen des oligoklonalen Bandenmusters durchgeführt worden waren, die Bandenzahl auch mit dem Progressions-Index verglichen wurde. Zusätzlich konnte bei 50 Patienten der "klinischen Gruppe" mittels Immunfixation auch die Leichtkettenverteilung des oligoklonalen IgG in Relation zu Verlaufsform, Krankheitsdauer, Höhe der lokalen IgG-Produktion und Progressions-Index überprüft werden.

Um weitere Informationen über den Zusammenhang zwischen IgG-Produktion und Ausprägung des Krankheitsbildes zu gewinnen, wurden zwei Gruppen mit - zumindest klinisch - primär monosymptomatischen Krankheitsformen in die Auswertung einbezogen:

- An der unter Abschn. 2.2 beschriebenen Gruppe von Patienten nach monosymptomatischer Optikusneuritis wurde das Risiko, eine MS zu entwickeln, in Abhängigkeit zur lokalen IgG-Produktion bei Erstmanifestation dargestellt.
- 30 zufällig zusammengestellte Patienten vorwiegend aus der "Basisgruppe" und der "klinischen Gruppe", welche nach klinischen Kriterien zum Zeitpunkt der Lumbalpunktion eine rein spinale Symptomatik

(unterschiedlicher Dauer) zeigten und keine anamnestischen Hinweise auf eine vorangegangene supraspinale Symptomatik boten; Ergebnisse apparativer Untersuchungen wurden bei dieser Gruppierung nicht berücksichtigt. (Mehrere Patienten des Kollektivs haben zu einem späteren Zeitpunkt eine disseminierte Symptomatik entwickelt.) Eine Einteilung nach Alter, Geschlecht, Krankheitsdauer oder Verlaufsform erfolgte in dieser Gruppe nicht.

2.4 IgG-Produktion und Histokompatibilitätsmuster

Zur Überprüfung, ob ein Zusammenhang zwischen Höhe der IgG-Produktion im ZNS und Histokompatibilitätsmuster besteht, wurden aus dem Patientengut einer früheren Untersuchung unserer Klinik (Poser et al. 1981) 30 Patienten ausgewählt, bei denen die HLA-Typisierung unter Einschluß der DW-Loci und eine vollständige Liquoruntersuchung aus unserem Labor nach den in dieser Studie behandelten Kriterien (zumindest den quantitativen) vorlag. (Methodik der HLA- und DW-Typisierung wie unten.)

Zusätzlich waren 32 Patienten mit initial monosymptomatischer Optikusneuritis bereits in einer früheren Untersuchung in bezug auf ihr HLA-Muster untersucht worden (Schipper et al. 1984b; Methodik der HLA- und DR-Typisierung dort). Die Ergebnisse dieser Teiluntersuchung in Relation zur Höhe der IgG-Produktion sollen in diesem Zusammenhang nochmals kurz dargestellt werden.

3 Ergebnisse

3.1 Beeinflussung der IgG-Produktion durch von der Krankheitsprogression unabhängige Faktoren

Um relevante Aussagen über die prognostische Verwertbarkeit von Liquor(eiweiß)parametern bei der MS zu gewinnen, ist es zunächst erforderlich, den Einfluß von "unabhängigen" Variablen wie Alter und Geschlecht der Patienten, Verlaufsform und Dauer der Erkrankung auf diese Parameter abzugrenzen. Innerhalb des hierzu gebildeten Patientenkollektivs ("Basisgruppe") besteht, wie aus Tabelle 3 ersichtlich, ein deutliches Verteilungsungleichgewicht zwischen den einzelnen Untergruppen: mit zunehmender Krankheitsdauer steigen die Anteile der Männer sowie der sekundär und der primär chronisch progredienten Verlaufsformen. Den wachsenden Anteil von Männern erklären wir uns am ehesten mit einem unterschiedlichen Zeitpunkt des ersten Erscheinens in der Klinik. Das Alter steigt selbstverständlich auch, bleibt aber in Relation zum durchschnittlichen Erstmanifestationsalter (32 Jahre) konstant. Eine eingehende Untersuchung muß dieses Verteilungsungleichgewicht berücksichtigen. Aus den Durchschnittswerten der Gesamt- und der Untergruppen, die in der Tabelle 5 wiedergegeben sind, können daher nur einige Informationen von vorwiegend diagnostischem Wert erhalten, keinesfalls jedoch Zusammenhangsfragen beantwortet werden.

In Tabelle 5 wird mit zunehmender Krankheitsdauer ein deutlicher Rückgang der Pleozytose sichtbar. Auch die Serumwerte für Albumin sinken im Verlauf geringfügig ab, während die Liquorwerte von Gesamteiweiß, Albumin und IgG merkbar ansteigen. Dieser letztere Befund ist i.S. einer zunehmenden Durchlässigkeit der Blut/Liquor-Schranke zu interpretieren, welche besonders aus dem Anstieg der Albumin-Quotienten deutlich wird. Entsprechend lag auch bei 29 Patienten (12% der Gesamtgruppe) der Liquor/Serum-Albumin-Quotient über 0,0074 bzw. 7,4, dem von Reiber (1980) vorgeschlagenen

Grenzwert zur Schrankenstörung. Ein Vergleich der einzelnen Untergruppen des Kollektivs in bezug auf diese Grenze (Tabelle 4) ist wegen der unterschiedlichen Alters- und Geschlechtsverteilung und der entsprechend verschiedenen Normbereichsgrenzen eigentlich unzulässig. Er zeigt allenfalls, daß die Schrankenfunktion im Frühstadium der Erkrankung nicht häufiger gestört ist als im weiteren Verlauf.

Tabelle 4. Anteil der Patienten mit Blut/Liquor-Schrankenstörungen in den Gruppen mit unterschiedlicher Krankheitsdauer

		Erstmanifestation (E.)	1 Jahr nach E.	5 od. 6 Jahre nach E.	≥15 Jahre nach E.
Albumin	$\frac{\text{Liquor}}{\text{Serum}} > 0{,}0074$	8 %	8 %	18 %	13 %

Bei 19% aller Patienten lag das Gesamteiweiß über 500 mg/l. Nach Abzug der 12% Schrankenstörungen wurde dies also in 7% nur durch eine massive lokale IgG-Produktion verursacht.

Das Ausmaß der Liquorveränderungen wird nicht so sehr aus den Absolutwerten, sondern besser aus den daraus abgeleiteten Quotientenbildungen bzw. Ergebnissen der einzelnen Berechnungsformeln (Tabelle 5) ersichtlich. Neben den o.g. Fällen von (gering) vermehrter Schrankendurchlässigkeit findet sich als Hauptbefund eine isolierte lokale IgG-Produktion unterschiedlicher Intensität. Die prozentuale Verteilung dieser Intensität ist in Abb. 4 anhand eines Vergleiches der drei Auswerteparameter Quotientendifferenz I-0,43A, IgGp und de novo-IgG-Synthese dargestellt: der überwiegende Anteil der Ergebnisse liegt zwar eindeutig, aber relativ dicht über der oberen Grenze des Normbereiches.

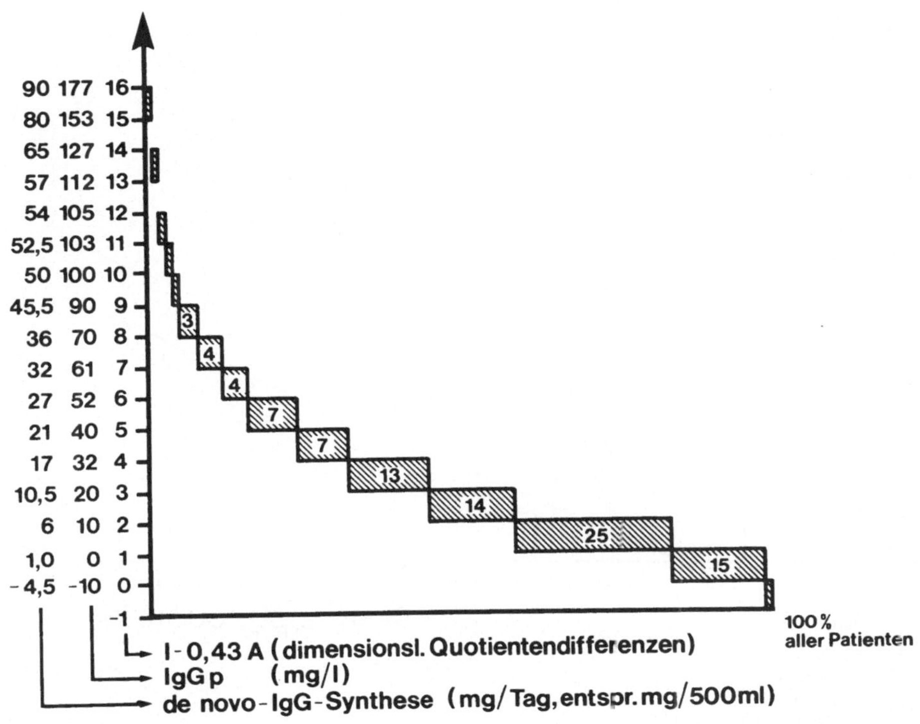

Abb. 4. Intensität der lokalen IgG-Produktion in einem Kollektiv von 240 repräsentativen MS-Patienten (Diagnose eindeutig oder wahrscheinlich) ("Basisgruppe"). Die Skalierung der 3 Meßparameter de novo-IgG-Syntheserate, IgGp und Quotientendifferenz I-0,43A wurde in der Weise zusammengestellt, daß die jeweiligen Werte identischer Kollektive (angegeben in Prozent der Gesamtzahl) bestimmt wurden. Es ergibt sich eine sehr weitgehende Übereinstimmung, kenntlich an der kontinuierlichen Stufenbildung des IgGp und der de novo-Syntheserate im Vergleich zu den Quotientenstufen der Differenz I-0,43A.

Mittelwerte und Standardabweichungen der einzelnen Untergruppen werden in Abb. 5 verdeutlicht, wobei mit längerer Krankheitsdauer ebenso wie in Tabelle 5 eine Zunahme sowohl der Schrankendurchlässigkeit als auch der lokalen IgG-Produktion erkennbar ist. Dieser Anstieg (der Mittelwerte) der IgG-Produktion erscheint gegenüber den errechneten Standardabweichungen allerdings relativ geringfügig. Die Ergebnisse einer Signifikanzrechnung müssen daher von vornherein mit großer Zurückhaltung bezüglich ihres prognostischen Wertes für den Einzelfall betrachtet werden.

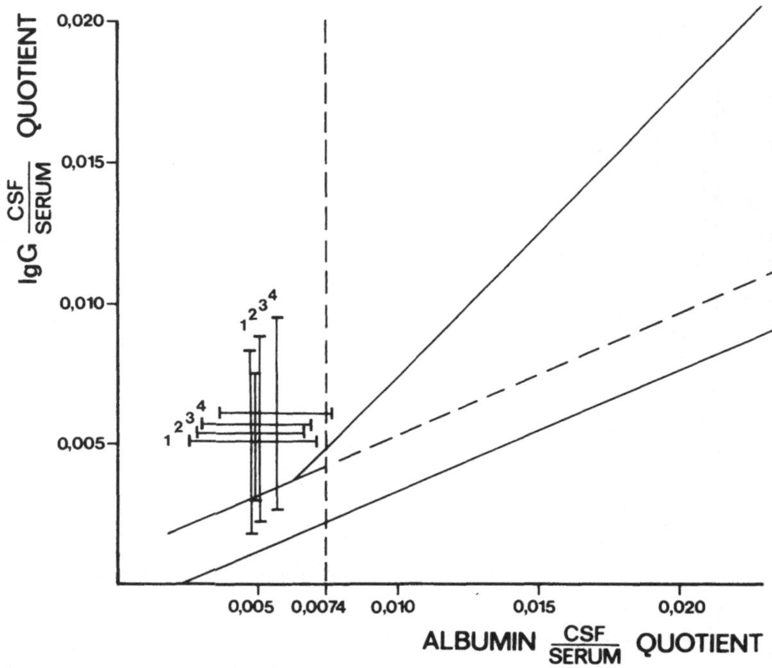

Abb. 5. Mittelwerte und Standardabweichungen der IgG- und Albumin-Quotienten bei unterschiedlicher Krankheitsdauer (4 Gruppen zu je 60 Patienten). 1: Erstmanifestation, 2: 1 Jahr nach Erstmanifestation, 3: 5 oder 6 Jahre nach Erstmanifestation, 4: ≥15 Jahre nach Erstmanifestation

Die in den einzelnen Gruppen konstante Prozentzahl derjenigen Patienten, bei denen oligoklonale IgG-Subfraktionen nachweisbar waren (Tabelle 5), beweist die hohe Empfindlichkeit und Zuverlässigkeit der verwendeten Methodik. Durch die Tatsache, daß die Anzahl pathologischer Ergebnisse bereits bei Erstmanifestation derjenigen im weiteren Verlauf entspricht, wird darüber hinaus die große diagnostische Wertigkeit dieses Nachweises bekräftigt. Demgegenüber liegen zu diesem Zeitpunkt die Ergebnisse der quantitativen Auswertung nach allen Formeln bei etwa einem Viertel aller Erstmanifestationen im statistischen Normbereich, entsprechend der etwas geringeren diagnostischen Empfindlichkeit quantitativer Methoden.

Ein Vergleich der Aussagen der einzelnen Auswerteformeln ist besonders bei der Gesamtgruppe deshalb wenig sinnvoll, weil die Obergrenzen von den einzelnen Autoren ja sehr variabel definiert werden (s. Tabelle 2). Die von Tourtellotte empfohlene Obergrenze der de

Tabelle 5. MS-"Basisgruppe": Absolutwerte, Quotientenbildungen und Formelauswertungen der Liquorparameter im Krankheitsverlauf. Fettschrift unter den Ergebnissen der 4 Auswerteformeln: Prozentzahl "normaler" Ergebnisse. Werte des Albumin- und IgG-Quotienten sowie der Quotientendifferenz I-0,43A mit 10^3 multipliziert (s. Reiber 1980)

	Erstmanifestation n = 60	1 Jahr nach. E. n = 60	5/6 Jahre nach E. n = 60	≥15 Jahre nach E. n = 60	Gesamtgruppe n = 240
Zellzahl/$_3$	39,9± 41,7	28,7± 32,5	21,9± 27,8	13,2± 22,6	25,2± 32,9
Gesamteiweiß (mg/l)	389,5±131,9	393,9±113,3	397,8±132,7	429,7±150,6	402,7±132,9
Albumin (CSF) (mg/l)	225,2±102,8	227,1± 86,5	233,6± 93,0	241,1± 92,1	231,8± 93,4
IgG (CSF) (mg/l)	57,2± 32,2	58,5± 28,7	59,3± 35,3	67,6± 46,1	60,7± 36,2
Albumin (Serum) (g/l)	47,2± 4,8	47,4± 5,5	47,2± 4,8	43,1± 5,5	46,2± 5,4
IgG (Serum) (g/l)	11,3± 2,1	11,0± 3,0	10,5± 1,9	10,6± 2,5	10,8± 2,4
Oligoklonales IgG positiv (%)	98	93	98	97	97
A (Albumin-Quotient)	4,8± 2,3	4,8± 1,9	5,0± 1,9	5,6± 1,9	5,0± 2,0
I (IgG-Quotient)	5,2± 3,3	5,4± 2,3	5,7± 3,2	6,2± 3,5	5,6± 3,1
Quotientendifferenz I-0,43A	3,2± 3,1	3,3± 2,3	3,6± 2,9	3,8± 3,2	3,5± 2,9
davon % <1	**25**	**15**	**13**	**10**	**16**
IgG_p	22,7± 30,1	25,1± 25,3	26,6± 30,5	30,8± 37,5	26,3± 31,1
davon % <0	**25**	**15**	**13**	**10**	**16**
IgG-Synthese	12,2± 15,0	13,4± 12,7	14,1± 15,3	16,3± 18,8	14,0± 15,4
davon % <1	**23**	**15**	**13**	**11**	**16**
IgG-Index	1,14± 0,58	1,21± 0,60	1,23± 0,79	1,14± 0,61	1,18± 0,65
davon % <0,66	**23**	**15**	**13**	**18**	**17**

novo-IgG-Syntheserate von +3,3 mg/Tag würde bei unseren Patienten 78% aller Ergebnisse als "pathologisch" definieren, gegenüber 84% bei Anwendung einer Obergrenze von +1 mg/Tag. Die häufig benutzte Obergrenze des IgG-Index von 0,7 würde - soweit wegen der unterschiedlichen Steigung vergleichbar - gleich viele Patienten in den Normbereich verlagern, wie eine Standardabweichung des durch Reiber (1979) beschriebenen Kollektivs von ±1,2.

Der Formelvergleich ist bei den vier Untergruppen informativer, da diese z.T. unterschiedliche Durchschnittswerte der Schrankendurchlässigkeit haben. Dabei wird deutlich, daß alle vier wiedergegebenen Berechnungsarten in den ersten drei Untergruppen (die ja identische Albumin-Quotienten haben) weitgehend übereinstimmen (Fettdruck in Tabelle 5). Demgegenüber steigt der IgG-Index in der Untergruppe der Patienten mit Erkrankungsdauer ≥15 Jahre nicht (wie bei den anderen Formeln); statt dessen fällt er und weist eine deutlich höhere Anzahl von "Normalbefunden" auf. Hier liegt offenbar eine strukturelle Schwäche des Index im Übergangsbereich zur Schrankenstörung vor: die Steigung ist unangemessen steil.

Wegen der in den einzelnen Gruppen unterschiedlichen Verteilung der "unabhängigen" Variablen (Alter, Geschlecht, Verlaufsform, Krankheitsdauer) ist die vorab durchgeführte Prüfung der jeweiligen Zusammenhänge mit den "abhängigen" Variablen (Liquorparameter) mittels einfaktorieller Varianzanalysen (also der Untersuchung des Einflusses jeweils nur einer Variablen) nicht hinreichend aussagekräftig und hier auch nicht aufgeführt. Anhand dieser Vorergebnisse wurden die "unabhängigen" Variablen paarweise zusammengestellt und ihr Einfluß auf die Liquorparameter jeweils isoliert und interaktionell mittels zweifaktorieller Varianzanalysen untersucht. Deren Ergebnisse sind in den Tabellen 6-9 dargestellt und in den jeweiligen Legenden zusammenfassend bewertet. (Die Werte der Albumin- und IgG-Quotienten sowie der Quotientendifferenz I-0,43A sind dabei entsprechend dem Vorschlag von Reiber mit 10^3 multipliziert.)

Tabelle 6. Zweifaktorielle Varianzanalyse: Einfluß der beiden Variablen "Alter" und "Krankheitsdauer" auf die Liquorparameter. Es wird deutlich, daß der mit zunehmender Krankheitsdauer nachweisbare Abfall der *Zellzahl* (Tabelle 5) überwiegend dem jeweiligen Alter der Patienten zuzuschreiben ist. Die Zunahme der *Schrankendurchlässigkeit* mit höherem Lebensalter erreicht fast Signifikanzniveau. Keine der beiden Variablen hat einen signifikanten Einfluß auf die *IgG-Produktion*

Krankheitsdauer	Erstmanifestation			1 Jahr nach Erstmanifestation		
Alter (Jahre)	<40	40-50	>50	<40	40-50	>50
	n = 48	n = 10	n = 2	n = 45	n = 11	n = 4
Zellzahl/3	39,3±44,2	30,5±31,0	12,0±15,6	33,9±35,3	14,7±15,4	9,3±13,2
A (Alb.-Quot.)	4,6±2,1	6,2±3,1	3,3±1,2	4,7±1,8	5,3±1,7	5,1±2,6
I (IgG-Quot.)	5,0±3,2	6,8±3,3	4,3±2,2	5,5±2,5	4,3±1,1	7,2±2,5
Quot.-Diff. I-0,43A	3,0±2,9	4,1±3,8	2,8±1,7	3,5±2,4	2,0±1,0	5,0±2,6
IgGp	20,9±29,1	30,3±36,6	26,4±24,7	26,4±26,5	13,9±15,1	41,4±27,1
IgG-Synth.	11,4±14,6	16,0±18,3	14,3±12,4	14,6±13,3	8,0±7,8	21,5±13,6
IgG-Index	1,09±0,52	1,33±0,84	1,24±0,22	1,26±0,63	0,86±0,27	1,58±0,66

Krankheitsdauer	5 oder 6 Jahre nach Erstmanifestation			≥15 Jahre nach Erstmanifestation		
Alter (Jahre)	<40	40-50	>50	<40	40-50	>50
	n = 36	n = 12	n = 12	n = 4	n = 21	n = 35
Zellzahl/3	30,6±32,0	12,3±15,4	5,4±3,4	16,0±24,1	17,7±31,1	10,2±15,7
A (Alb.-Quot.)	4,9±2,0	4,8±1,6	5,4±1,9	4,3±1,1	5,5±2,1	5,8±1,9
I (IgG-Quot.)	6,3±3,7	5,2±1,8	4,3±1,9	5,4±2,7	6,6±3,3	6,0±3,7
Quot.-Diff. I-0,43A	4,2±3,3	3,2±2,1	2,0±1,5	3,6±3,1	4,3±3,1	3,5±3,4
IgGp	33,2±35,1	22,9±20,0	10,5±15,8	25,4±31,4	33,3±30,3	31,0±42,5
IgG-Synth.	17,4±17,6	12,3±10,0	6,1±7,9	13,4±15,7	17,5±15,2	15,8±21,3
IgG-Index	1,34±0,77	1,32±1,07	0,81±0,28	1,43±0,96	1,26±0,65	1,04±0,53

Signifikanzen	Alter		Krankheitsdauer		Alter x Krankheitsdauer	
	F	p	F	p	F	p
Zellzahl/3	3,36	0,03	0,59	n.s.	0,28	n.s.
A (Alb.-Quot.)	2,21	n.s.	0,18	n.s.	0,99	n.s.
I (IgG-Quot.)	0,06	n.s.	0,36	n.s.	1,64	n.s.
Quot.-Diff. I-0,43A	0,07	n.s.	0,31	n.s.	1,54	n.s.
IgGp	0,04	n.s.	0,35	n.s.	1,24	n.s.
IgG-Synth.	0,03	n.s.	0,35	n.s.	1,22	n.s.
IgG-Index	0,30	n.s.	0,14	n.s.	1,79	n.s.

Tabelle 7. Zweifaktorielle Varianzanalyse: Einfluß der beiden Variablen "Krankheitsdauer" und "Verlaufsform" auf die Liquorparameter. Signifikante Unterschiede bestehen bei den verschiedenen Verlaufsformen in bezug auf die *Zellzahl*, insbesondere zuungunsten der primär chronisch progredienten (pcp). Der mäßige Abfall der Zellzahl mit der Krankheitsdauer erreicht wiederum kein Signifikanzniveau, ebensowenig der geringe Anstieg der *Schrankendurchlässigkeit*. Die lokale *IgG-Produktion* liegt bei der sekundär chronisch progredienten Verlaufsform (scp) deutlich höher als bei der schubförmigen (s) und vor allem der primär chronisch progredienten. Signifikante Veränderungen der IgG-Produktion mit zunehmender Krankheitsdauer sind nicht zu erkennen

Krankheitsdauer	Erstmanifestation			1 Jahr nach Erstmanifestation		
Verlaufsform	s	scp	pcp	s	scp	pcp
	n = 51	n = 2	n = 7	n = 44	n = 6	n = 10
Zellzahl/3	39,9±44,0	31,5±10,6	17,0±20,8	31,2±35,6	26,5±27,0	19,2±18,6
A (Alb.-Quot.)	4,7±2,2	5,5±1,2	5,4±3,3	4,7±1,8	4,5±1,8	5,5±2,0
I (IgG-Quot.)	5,2±3,4	8,3±2,6	4,8±1,9	5,2±2,4	6,3±2,5	5,5±1,8
Quot.-Diff. I-0,43A	3,1±3,2	6,0±2,0	2,5±2,2	3,2±2,4	4,3±2,1	3,1±1,9
IgGp	23,1±31,5	36,0±13,4	15,5±21,9	23,8±26,6	34,8±26,9	24,6±18,3
IgG-Synth.	12,5±15,7	18,6±6,7	8,6±10,9	12,8±13,3	18,2±13,6	13,3±9,3
IgG-Index	1,13±0,58	1,50±0,13	1,09±0,64	1,20±0,64	1,43±0,51	1,08±0,47

Krankheitsdauer	5 oder 6 Jahre nach Erstmanifestation			≥15 Jahre nach Erstmanifestation		
Verlaufsform	s	scp	pcp	s	scp	pcp
	n = 30	n = 15	n = 15	n = 23	n = 18	n = 19
Zellzahl/3	28,0±33,9	22,7±22,1	8,7±10,7	15,0±19,5	17,4±34,0	7,0±7,9
A (Alb.-Quot.)	4.8±1,8	4,9±2,0	5,2±2,1	5,9±2,4	5,2±1,5	5,6±1,6
I (IgG-Quot.)	5,6±2,6	6,7±3,8	5,0±3,5	6,4±2,9	6,8±4,1	5,4±3,6
Quot.-Diff. I-0,43A	3,5±2,2	4,6±3,7	2,7±3,2	3,8±2,5	4,6±4,0	3,0±3,3
IgGp	25,3±22,6	35,8±31,9	20,0±41,3	32,1±29,6	34,5±38,1	25,9±46,2
IgG-Synth.	13,5±11,3	18,8±16,0	10,9±20,7	16,9±14,9	18,0±19,1	13,8±23,2
IgG-Index	1,19±0,48	1,57±1,26	0,96±0,61	1,15±0,53	1,34±0,76	0,95±0,50

Signifikanzen	Krankheitsdauer		Verlaufsform		Krankheitsdauer x Verlaufsform	
	F	p	F	p	F	p
Zellzahl/3	1,61	n.s.	3,96	0,02	0,21	n.s.
A (Alb.-Quot.)	1,03	n.s.	0,66	n.s.	0,43	n.s.
I (IgG-Quot.)	0,31	n.s.	2,56	n.s.	0,30	n.s.
Quot.-Diff. I-0,43A	0,09	n.s.	3,44	0,03	0,18	n.s.
IgGp	0,21	n.s.	1,34	n.s.	0,13	n.s.
IgG-Synth.	0,21	n.s.	1,27	n.s.	0,13	n.s.
IgG-Index	0,26	n.s.	3,22	0,04	0,17	n.s.

Tabelle 8. Zweifaktorielle Varianzanalyse: Einfluß der beiden Variablen "Alter" und "Verlaufsform" auf die Liquorparameter. Die *Pleozytose* fällt signifikant mit zunehmendem Alter und auch von der schubförmigen zu den chronisch progredienten Verlaufsformen, obwohl die Unterschiede bei den Verlaufsformen insgesamt knapp unterhalb des Signifikanzniveaus liegen. Der mäßige, aber signifikante altersbedingte Anstieg der *Schrankendurchlässigkeit* ist vor allem bei der schubförmigen Verlaufsform (s) deutlich, bei den chronischen Verlaufsformen (wohl wegen kleiner Fallzahlen) verschleiert (Signifikanzrechnung: unklarer interaktioneller, d.h. nicht additiver Effekt beider Faktoren!). Die *IgG-Produktion* ist durchgehend bei der primär chronisch progredienten Verlaufsform (pcp) am geringsten; die sekundär chronisch progrediente (scp) zeigt eine noch höhere IgG-Produktion als die schubförmige

Alter		<30 Jahre			30-40 Jahre	
Verlaufsform	s	scp	pcp	s	scp	pcp
	n = 64	n = 8	n = 7	n = 43	n = 8	n = 3
Zellzahl/3	41,1±45,2	37,8±23,2	18,6±16,6	30,7±30,9	23,6±22,7	2,0±1,7
A (Alb.-Quot.)	4,8±2,3	4,6±1,2	3,8±1,2	4,2±1,1	5,7±2,6	7,5±1,6
I (IgG-Quot.)	5,1±2,7	7,5±4,3	5,3±4,7	5,6±3,2	7,1±3,0	5,0±2,2
Quot.-Diff. I-0,43A	3,0±2,4	5,6±4,3	3,6±4,4	3,8±3,0	4,6±2,2	1,8±1,7
IgGp	20,4±26,3	43,2±33,9	32,2±57,0	30,2±29,4	35,9±26,3	8,0±16,3
IgG-Synth.	11,1±13,2	22,3±17,0	17,0±28,6	16,0±14,7	18,8±13,3	4,7±8,2
IgG-Index	1,10±0,56	1,74±1,26	1,29±0,81	1,33±0,61	1,27±0,35	0,65±0,20
Alter		40-50 Jahre			>50 Jahre	
Verlaufsform	s	scp	pcp	s	scp	pcp
	n = 25	n = 13	n = 16	n = 16	n = 12	n = 25
Zellzahl/3	16,3±21,8	22,3±39,1	18,1±18,2	14,9±21,3	7,9±8,7	6,0±6,6
A (Alb.-Quot.)	5,6±2,3	4,8±1,7	5,6±2,2	5,9±2,2	5,1±1,4	5,5±2,0
I (IgG-Quot.)	5,6±2,9	7,3±3,6	5,1±1,4	6,5±2,8	5,5±3,7	5,3±3,5
Quot.-Diff. I-0,43A	3,1±2,8	5,2±3,6	2,7±1,7	3,9±2,5	3,3±3,6	2,9±3,1
IgGp	22,4±26,1	41,4±34,4	20,7±19,7	34,9±31,8	22,5±34,2	22,6±41,7
IgG-Synth.	12,1±13,1	21,5±17,2	11,3±9,9	18,4±16,0	12,0±17,1	12,2±20,9
IgG-Index	1,07±0,55	1,70±1,10	1,03±0,49	1,14±0,45	1,10±0,65	0,94±0,48

Signifikanzen	Alter		Verlaufsform		Alter x Verlaufsform	
	F	p	F	p	F	p
Zellzahl/3	3,45	0,028	2,43	n.s.	0,65	n.s.
A (Alb.-Quot.)	2,73	0,04	0,78	n.s.	2,44	0,03
I (IgG-Quot.)	0,07	n.s.	2,87	n.s.	0,88	n.s.
Quot.-Diff. I-0,43A	0,42	n.s.	4,13	0,02	1,19	n.s.
IgCp	0,27	n.s.	1,99	n.s.	1,31	n.s.
IgG-Synth.	0,27	n.s.	1,94	n.s.	1,31	n.s.
IgG-Index	2,05	n.s.	5,08	0,007	1,92	n.s.

Tabelle 9. Zweifaktorielle Varianzanalyse: Einfluß der beiden Variablen "Alter" und "Geschlecht" auf die Liquorparameter. Die *Pleozytose* fällt kontinuierlich und hochsignifikant mit zunehmendem Alter, der minimale Geschlechtsunterschied in den höheren Altersgruppen erreicht kein Signifikanzniveau. Während die *Schrankendurchlässigkeit* mit höherem Alter zwar signifikant, aber nur langsam steigt, ist ein durchgehender erheblicher Geschlechtsunterschied zugunsten der Männer zu verzeichnen. Eindeutige Einflüsse auf die *IgG-Produktion* werden nicht erkennbar, allerdings scheinen beide Faktoren interaktionell (nicht additiv) einen geringen Anstieg zu bewirken

Alter	<30 Jahre		30-40 Jahre		40-50 Jahre	
Geschlecht	weiblich	männlich	weiblich	männlich	weiblich	männlich
	n = 57	n = 22	n = 42	n = 12	n = 33	n = 21
Zellzahl/3	40,5±46,5	34,3±27,0	23,0±20,1	45,5±47,8	17,7±28,8	19,2±20,6
A (Alb.-Quot.)	4.2±1,3	6,2±3,1	4,5±1,7	5,2±1,5	4,7±1,4	6,6±2,6
I (IgG-Quot.)	5,3±3,3	5,3±2,5	5,3±2,6	7,8±4,1	6,1±3,3	5,4±1,8
Quot.-Diff. I-0,43A	3,5±3,1	2,8±2,1	3,3±2,3	5,6±3,9	4,1±3,2	2,6±1,8
IgGp	25,9±33,2	18,2±24,4	25,3±26,3	45,6±31,7	31,2±31,2	19,0±18,9
IgG-Synth.	13,8±16,6	9,9±12,2	13,5±13,2	23,6±15,9	16,5±15,6	10,5±9,5
IgG-Index	1,28±0,76	0,94±0,37	1,21±0,54	1,52±0,68	1,39±0,87	0,93±0,37

Alter	>50 Jahre		Signifikanzen					
Geschlecht	weiblich	männlich	Alter		Geschlecht		Alter x Geschlecht	
	n = 35	n = 18	F	p	F	p	F	p
Zellzahl/3	8,8±14,5	9,7±11,7	9,36	0,0001	1,09	n.s.	1,72	n.s.
A (Alb.-Quot.)	4,9±1,8	6,8±1,5	2,78	0,04	37,35	0,0001	1,22	n.s.
I (IgG-Quot.)	5,1±2,8	6,8±4,0	1,23	n.s.	4,02	0,04	2,62	n.s.
Quot.-Diff. I-0,43A	3,0±2,5	3,8±3,8	1,85	n.s.	0,21	n.s.	3,86	0,01
IgGp	22,5±29,4	33,7±48,7	1,55	n.s.	0,43	n.s.	2,86	0,04
IgG-Synth.	12,1±14,8	17,7±24,5	1,53	n.s.	0,43	n.s.	2,81	0,04
IgG-Index	1,06±0,51	0,98±0,53	2,20	n.s.	2,51	n.s.	3,14	0,03

Aufgrund der aus den zweifaktoriellen Varianzanalysen gewonnenen Erkenntnisse können die Zusammenhänge zwischen "abhängigen" und "unabhängigen" Variablen folgendermaßen zusammengefaßt werden:

- Die Zellzahl fällt in erster Linie mit zunehmendem Alter. Veränderungen mit längerer Krankheitsdauer sowie Geschlechtsunterschiede sind minimal. Ein deutlicher Unterschied besteht auch zwischen den einzelnen Verlaufsformen zuungunsten der sekundär und vor allem primär chronisch progredienten (Abb. 6).

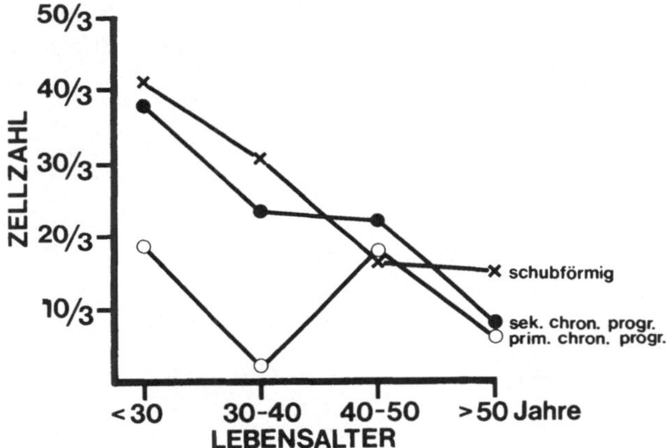

Abb. 6. Pleozytose in Abhängigkeit von Lebensalter und Verlaufsform der Erkrankung

- Männer haben - zumindest bei der MS - erheblich höhere *Schrankendurchlässigkeiten* als Frauen. Der Anstieg mit zunehmendem Alter ist zwar ebenfalls signifikant, erreicht aber im untersuchten Kollektiv nicht das gleiche Ausmaß (Abb. 7). Kein Einfluß von Krankheitsdauer oder Verlaufsform!

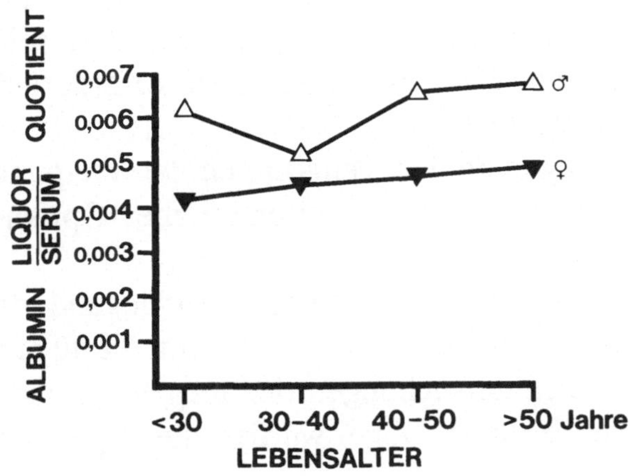

Abb. 7. Schrankendurchlässigkeit, gemessen am Albumin-Quotienten, in Abhängigkeit von Lebensalter und Geschlecht

- Es findet sich eine deutlich höhere *IgG-Produktion* bei der sekundär chronisch progredienten Verlaufsform im Vergleich zur schubförmigen; beide liegen wiederum höher als die primär chronisch progrediente (Abb. 8). Eine geringe Zunahme mit längerer Krankheitsdauer ist zu vernachlässigen, ebenso Alters- und Geschlechtsunterschiede.

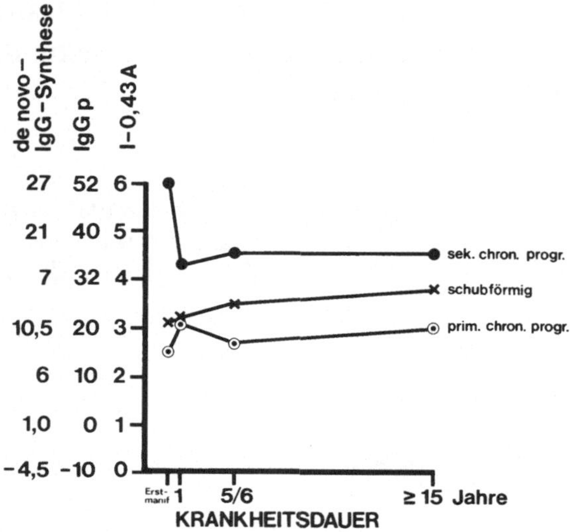

Abb. 8. Höhe der lokalen IgG-Produktion in Abhängigkeit von Krankheitsdauer und Verlaufsform der Erkrankung

3.2 Konstanz der IgG-Produktion im Verlauf

Voraussetzung für einen Vergleich der IgG-Produktion mit klinisch-prognostischen Daten ist eine Prüfung, inwieweit die IgG-Produktion als konstant zu betrachten ist. Die Ergebnisse der "Basisgruppe" (als statistische Durchschnittswerte) sind für diese Fragestellung nicht relevant: Verlaufsuntersuchungen an Einzelpatienten sind erforderlich. Dies wurde in folgender Weise erreicht:

- durch *quantitative* Untersuchungen an den Teilgruppen der Vielpunktierten und der Patienten mit initial monosymptomatischer Optikusneuritis;
- *qualitativ* durch einen Vergleich der IEF-Muster (vorwiegend der ersten o.g. Gruppe), soweit Verlaufsuntersuchungen zur Verfügung standen, einschließlich Verlaufsuntersuchungen der Kappa/Lambda-Subdifferenzierungen (Immunfixation). Dabei wurden die Ergebnisse

der qualitativen Untersuchungen jeweils auch in Relation zur Krankheitsprogression gesetzt.

Zur Verdeutlichung der Befunde sind 4 exemplarische Fälle von MS (I.S., M.J., E.F.) und Optikusneuritis (A.R.) einzeln dargestellt.

3.2.1 Quantitative Ergebnisse

Der Durchschnittswert für die Quotientendifferenz I-0,43A als Parameter der lokalen IgG-Produktion lag in der Teilgruppe der Vielpunktierten bei 4,4 ± 3,2 und damit im Rahmen der Gesamtgruppe. Die hohe Standardabweichung dieser Teilgruppe stimmt ebenfalls mit der in der "Basisgruppe" ermittelten überein und entspricht der erheblichen *inter*individuellen Schwankungsbreite der Menge des lokal produzierten IgG (Falldarstellungen I.S. vs. M.J.).

Dabei zeigte der überwiegende Teil der Patienten eine hohe Konstanz der quantitativen IgG-Produktion, wie sie ebenfalls in den Falldarstellungen I.S. und M.J. zum Ausdruck kommt. Wenn die durchschnittliche IgG-Produktion jedes einzelnen Patienten berechnet wird, liegt der Mittelwert aller *intra*individuellen Standardabweichungen von I-0,43A bei ±1,1. Die intraindividuellen Standardabweichungen betragen damit im Schnitt 26,5% des jeweiligen Mittelwertes. Trotz dieser relativ geringen durchschnittlichen Schwankungsbreite bei der Mehrheit der Patienten können die Abweichungen bei einzelnen Patienten dennoch erheblich sein, wie auch Falldarstellung E.F. und Abb. 9 verdeutlichen: in der letzteren sind die 12 bestverfolgten Patienten der Gruppe einbezogen, und zwar getrennt in solche mit nur geringen und solche mit den höchsten Schwankungen der IgG-Werte. Aber auch bei den Patienten mit starken Schwankungen ist eine Unterteilung in solche mit hoher und solche mit niedriger IgG-Produktion immer noch möglich. Bereits aus den drei Falldarstellungen wird die dem Kliniker geläufige Tatsache erkennbar, daß eine unmittelbare, enge Koppelung zwischen Höhe der lokalen IgG-Produktion sowie Ausmaß ihrer Schwankungen einerseits und individuellem Krankheitsverlauf andererseits nicht besteht. Lediglich im Fall E.F. ist ein teilweiser Zusammenhang zu erkennen. Auch bei den restlichen, im Längsschnitt verfolgten Patienten fanden sich ähnliche Verhältnisse.

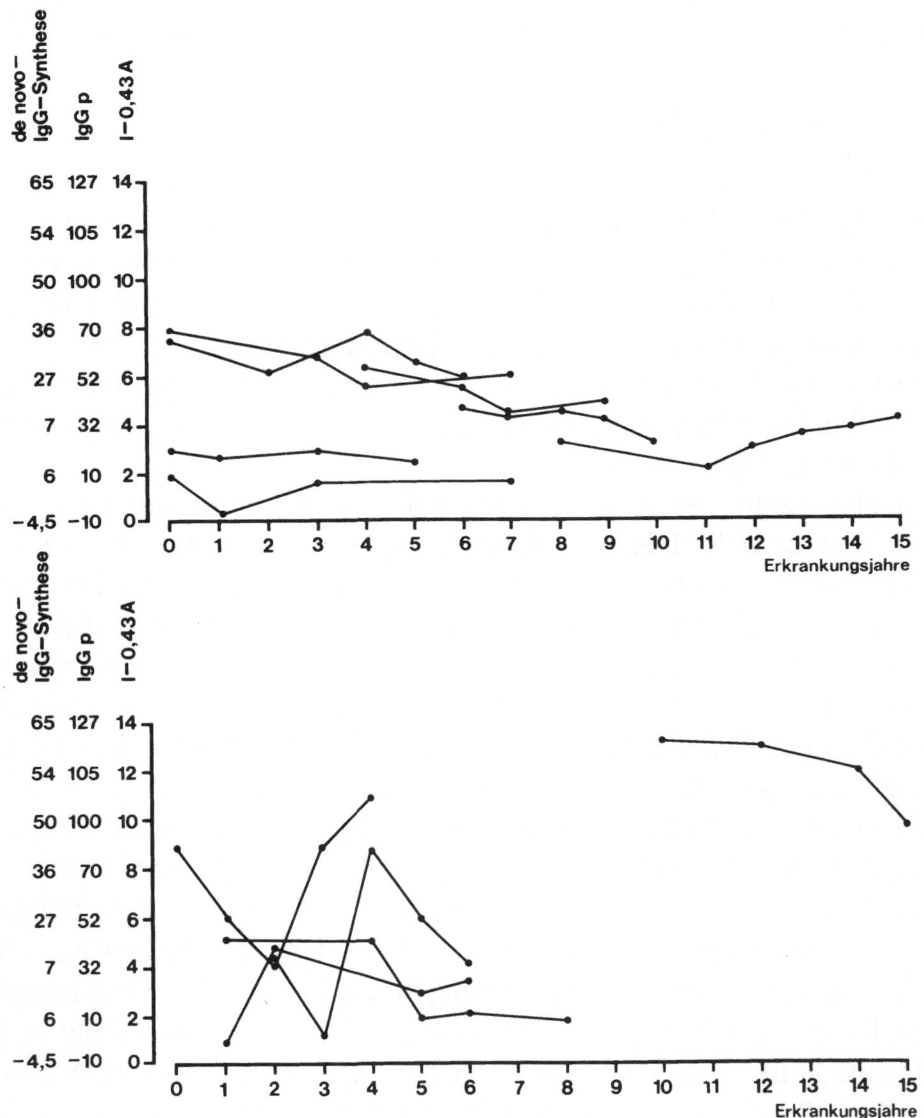

Abb. 9. Höhe der lokalen IgG-Produktion im Verlauf bei 12 langfristig verfolgten Patienten (unterschiedlicher Beginn der Beobachtungsphase im Verhältnis zum Krankheitsbeginn!). Die Ergebnisse nur jeweils einer Lumbalpunktion pro Jahr wurden aufgenommen. Die Patienten sind unterteilt in solche mit stärkeren (n = 5, *unten*) und geringeren (n = 7, *oben*) Schwankungen der IgG-Produktion. (Dimensionen der IgG-Parameter s. Abb. 4)

Falldarstellung I.S., weiblich, geb. 1.10.1938

1972: Hemihypästhesie re. für 2 Monate.

1975: Visusminderung li. für 1 Monat.

IX 76: Geschmacks- und Sensibilitätsstörungen im Mund, zentraler Lagerungsnystagmus, Hypästhesie bd. Arme, Parese li. Arm. Gangunsicherheit. LP (1): 21/3 Zellen, IgG- und Albumin-Quotienten s. Abb. Spontane Besserung innerhalb 1 Monats. Kontroll-LP (2): 31/3 Zellen.

1977: Bei mehrfachen Kontrollen: Kribbelparästhesien bd. Hände, feinmot. Behinderung li. Hand, Gleichgewichtsstörungen. LP (3): 31/3 Zellen. - LP (4): 18/3 Zellen.

III 78: Zunahme von Par- und Dysästhesien bd. Arme und Beine, MER li.-betont, Hemiataxie li. LP (5): 20/3 Zellen. Besserung unter Kortikoiden.

VII 79: Abducensparese li., rel. Harnink., Spontanbesserung.

II 80: Passagere Kälteparästhesien bd. Arme, Gangataxie.

IV 80: Paraparese der Beine, Sens.-Strgn. Hüfte abwärts. LP (6): 59/3 Zellen (Lymphozyten). Immunfixation nach IEF: nur Kappa-Leichtketten. Besserung unter ACTH. Kontroll-LP (7): 18/3 Zellen.

II 81: Sens.-Strgn. von Th_6 abwärts, besonders der Beine, Gang- und Standataxie, Miktionsbeschwerden, Obstipation. LP (8): 29/3 Zellen. Besserung unter Kortikoiden und Azathioprin. Kontroll-LP (9): 24/3 Zellen (Lymphozyten), Immunfixation nach IEF: nur Kappa-Leichtketten.

III 82: Vertikale Blickparese, Pollakisurie. VEP: Normalwerte. LP (10): Normale Zellzahl. Langsame Besserung unter Kortikoiden bei laufender Azathioprintherapie.

IV 84: Verschlechterung der Gangstörung, Parästhesien in Händen und Füßen. Zentraler Nystagmus, skandierende Sprache. VEP: Normalwerte. LP (11): 105/3 Zellen (Lymphozyten, Plasmazellen). Spontanbesserung.

Beurteilung: Mit häufigen Schüben bei relativ guter Rückbildungstendenz einhergehende MS, die unabhängig von der klinischen Symptomatik über einen Beobachtungszeitraum von 8 Jahren eine völlig konstante, hohe IgG-Produktion zeigt. Weitgehend identische oligoklonale IgG-(Kappa-)Subfraktionen seit 1980.

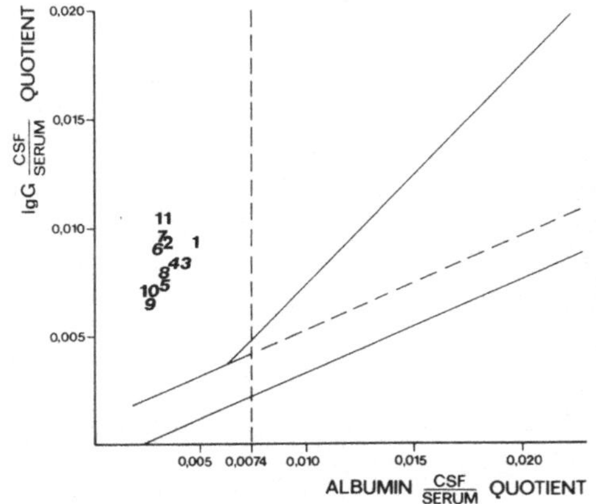

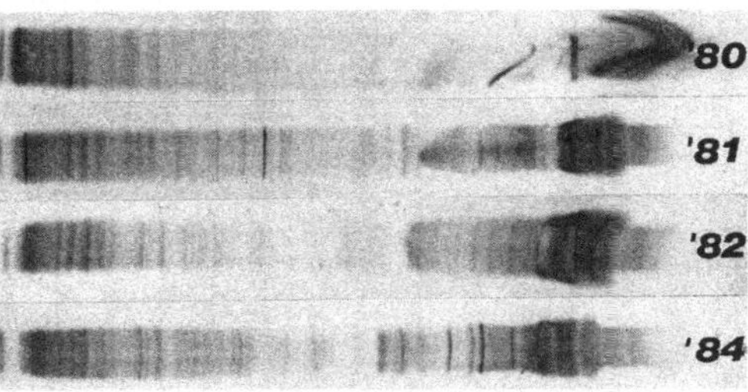

Falldarstellung M.J. weiblich, geb. 16.10.1954

Anf. 78: Kribbelparästhesien an beiden Armen, seitdem rez. Schwellungs- und Taubheitsgefühl der Hände.

IX 80: Retrobulbärneuritis re., Hypästhesie li. Oberschenkelvorderseite, lat. Parese li. Arm. LP (1) 14/3 Zellen (Lymphozyten), unauffällige Eiweißparameter einschl. oligoklonaler Subfraktionen. Spontanbesserung.

IV 81: Vorübergehendes Schwächegefühl re. Hand.

IX 81: Zunehmende Kribbelparästhesien der Hände, Schmerzen li. Oberschenkel, Spannungsgefühl am gesamten Thorax, feinmot. Ungeschicklichkeit. Beineigenreflexe re.-betont. CT: hypodense Zonen im frontoparietalen Marklager li. LP (2) 29/3 Zellen (Lymphozyten, einzelne Plasmazellen), IgG-Quotienten an der oberen Normalgrenze, oligoklonales IgG positiv. VEP: re. pathologisch, li. grenzwertig. Besserung unter Kortikoiden.

VI 82: Imperativer Harndrang mit rel. Inkontinenz, Schweregefühl re Arm. LP (3) 24/3 Zellen (Lymphozyten, 1 Plasmazelle), unauffällige Eiweißparameter einschl. oligoklonaler Subfraktionen. Unter Kortikoidtherapie schubartige Verschlechterung mit Hemiparese und Hemihypästhesie re., eingeschränktem Vibrationsempfinden bd. Füße, Gang- und Standataxie. Plasmapherese, anschließend Azathioprintherapie, darunter allmählicher Rückgang der Hemisymptomatik und Ataxie. LP (4) (unter Plasmapherese): unauffällige Zellzahl und quant. Eiweißparameter. Oligoklonale IgG-Subfraktionen in Liquor und Serum identisch, somit eigentlich kein Hinweis auf lokale IgG-Produktion, allerdings Bandenübereinstimmung mit der Punktion vom Nov. 81 (damals Banden nur im Liquor).

Seit Anf. 83: rel. stabiler Zustand: schlaffe Hemiparese re., deutliche Gang- und Standataxie (Gangstrecke mit Unterarmstütze 500 m), geringe Behinderung der Fingerfeinmotorik.

Beurteilung: Klinisch eindeutige, schubförmig mit partieller Remission verlaufende MS, deren lokale IgG-Produktion bei geringer Pleozytose unverändert an der unteren Nachweisgrenze liegt, ohne Abhängigkeit vom Krankheitsverlauf.

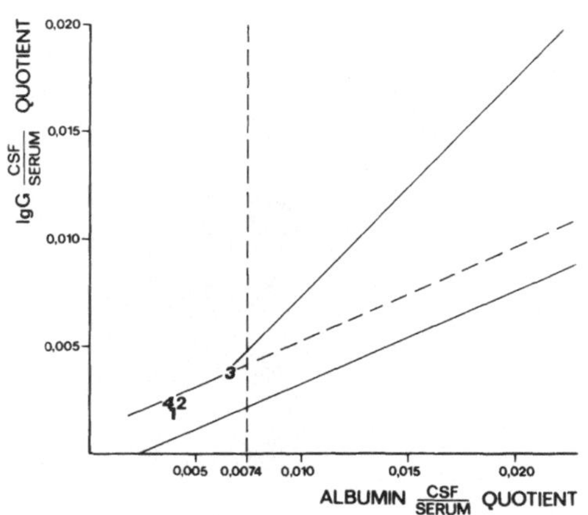

Falldarstellung E.F., weiblich, geb. 26.2.1954

X 77:	Für 2 Wochen Taubheitsgefühl re. Hand.
III 78:	Optikusneuritis re. (Schleiersehen, Zentralskotom, Papillenunschärfe). LP (1): 38/3 Zellen, IgG-Vermehrung. Besserung unter Kortikoiden.
VIII 78:	Visusminderung re., Sensibilitätsstörungen re. Finger und Zehen. VEP: re. unveränderte Latenzverzögerung. LP(2): 23/3 Zellen (Lymphozyten), Rückgang der IgG-Vermehrung, Schrankenstörung. Besserung unter synthetischem Copolymer (COP I) und Kortikoiden.
IV 79:	Verschwommensehen, Störung des Farbensehens re. LP (3): 69/3 Zellen (Lymphozyten, Plasmazellen), mittelgradige IgG-Vermehrung. Besserung unter Kortikoiden.
VI 79:	Optikusneuritis li. (Visusminderung, Papillenunschärfe, Bulbusdruckschmerz). VEP: re. pathol., li. grenzwertig. LP (4): 47/3 Zellen (Lymphozyten), IgG-Vermehrung unverändert. Hochdosierte Dexamethasontherapie: Besserung. LP (5): 16/3 Zellen (Lymphozyten), Schrankenstörung Rückgang der IgG-Vermehrung, kein oligoklonales. IgG.
IV 80:	Sehverschlechterung li. (Examen!). LP (6): 6/3 Zellen (Lymphozyten), nur noch grenzwertige IgG-Produktion, oligoklonales IgG schwach nachweisbar. Spontanbesserung.
IV 81:	Passagere Sens.-Störungen li. Hand.
IX 81:	Visusminderung re. (wieder Examen). VEP: bds. Normalwerte. LP (7): 111/3 Zellen (Lymphozyten, Retikulozyten, Plasmazellen). Massive IgG-Vermehrung, oligoklonales IgG (wie in allen folgenden Punktionen) nachweisbar. Rasche Besserung unter Kortikoiden. Kontroll-LP (8): Rückgang von Pleozytose und IgG-Produktion.
XII 81:	Nach Absetzen der Kortikoide Visusminderung li. VEP: bds. pathol., unter Kortikoiden 1 Monat später: Normalwerte.
III 82:	Kontroll-LP (9) bei Wohlbefinden: 169/3 Zellen, IgG-Produktion idem.
XII 82:	Dysästhesien re. Arm und Bein ohne obj. Veränderungen. (Examen!) LP (10): normale Zellzahl, mittelgr. IgG-Produktion.
IX 83:	Wieder subj. Beschwerdeverstärkung im Examen ohne obj. Ausfälle. VEP: bds. Normalwerte. Seither beschwerdefrei.

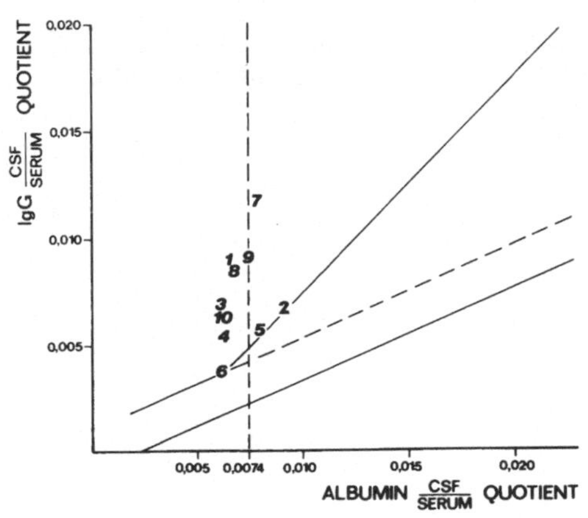

Beurteilung: E.F. ist die Patientin unseres Kollektivs mit den quantitativ höchsten Schwankungen der IgG-Produktion (teilweise auch kortikoidinduziert). Eine Abhängigkeit der Höhe dieser Produktion vom klinischen Verlauf ist nur teilweise erkennbar (LP 1 und 7)

Bei der Gruppe der Patienten nach *Optikusneuritis* ergibt sich ebenfalls eine hohe intraindividuelle Konstanz der IgG-Produktion, und zwar unabhängig davon, ob sich zwischenzeitlich eine MS entwickelt hatte oder nicht (Falldarstellung A.R.). Diese Konstanz zeigt sich nicht nur in den Mittelwerten der Gesamtgruppe (Quotientendifferenz I-0,43A initial: 2,7 ± 2,9, bei Kontrolle nach durchschnittlich 44 Monaten: 3,2 ± 3,0). Auch die Differenz der Einzelwerte für I-0,43A zwischen Erst- und Nachuntersuchung schwankt trotz des langen Intervalls im Mittel nur um 0,9. In der Abb. 10 sind diese geringen Unterschiede zwischen Erstpunktion und Nachuntersuchung nochmals verdeutlicht. Patienten, deren initiale IgG-Produktion bei Kontrolle nicht mehr nachweisbar war oder bei denen sich zwischenzeitlich eine solche entwickelt hatte, wurden nicht beobachtet.

Falldarstellung A.R., weiblich, geb. 30.12.1955

V 79: Retrobulbärneuritis li. mit rel. Zentralskotom, Bewegungs- und Stauchungsschmerz des Bulbus. Anamnese sonst bis auf rez. Sinusitiden unauffällig. LP*:* 3/3 Zellen (Lymphozyten), Absolutwerte für Gesamteiweiß, Albumin und IgG im Normbereich; Quotientenbildungen bei Schemaauswertung n. Reiber knapp oberhalb des Normbereiches (A = 3,5, I = 2,7, I-0,43A = 1,2). Oligoklonales IgG (schwach) nachweisbar. Besserung unter Kortikoidbehandlung innerhalb 3 Wochen.

II 83: Bei Kontrolluntersuchung beschwerdefrei, klinisch unauffällig. VEP*:* unverändert Latenzverzögerung li., re. normal. LP*:* Bei unauffälliger Zellzahl und Absolutwerten der Eiweißparameter: Quotienten unverändert gering pathologisch (A = 3,2, I = 2,7, I-0,43A = 1,3). Oligoklonales IgG jetzt deutlich nachweisbar.

Beurteilung: 4 Jahre nach klassischer monosymptomatischer Optikusneuritis anhaltende lokale IgG-Produktion im ZNS trotz Fehlens einer disseminierten Symptomatik.

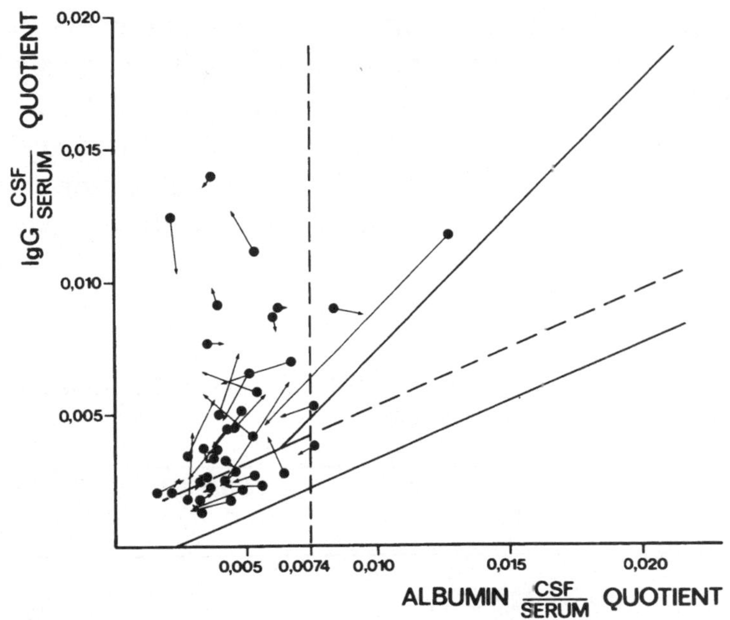

Abb. 10. Vergleich der lokalen IgG-Produktion bei 43 Patienten mit initial monosymptomatischer Optikusneuritis zum Zeitpunkt der Erstpunktion während der Optikusneuritis (•) und bei Kontrolle nach frühestens einem, längstens 5 Jahren (↑): hohe Konstanz der Werte

3.2.2 Qualitative Ergebnisse

Die Frage der Konstanz des oligoklonalen Bandenmusters bei MS wurde an einer Patientengruppe überprüft, welche mehrfach untersucht und klinisch exakt dokumentiert worden war. Hierbei erwies sich, daß bei 15 (einem Drittel) der Patienten zwischenzeitlich Veränderungen aufgetreten waren. Diese Patienten zeigten mehrheitlich schubförmige (n = 10), zum geringeren Anteil auch sekundär chronisch progrediente (n = 5) Verlaufsformen. Die Veränderungen bestanden zum geringeren Teil im allmählichen Verschwinden einzelner Banden; überwiegend waren aber im Verlauf neue Banden dazugekommen (zwischen 1 und 9, im Mittel 4), so daß eine Verringerung der absoluten Bandenzahl nirgendwo beobachtet wurde.

Ein Vergleich der beiden Gruppenhälften mit über- bzw. unterdurchschnittlicher Bandenzahl (Tabelle 10) ergibt keine signifikanten Unterschiede bezüglich Änderung der Bandenzahl im Verlauf, Verteilung der Verlaufsformen, Krankheitsdauer, Zellzahl und auch Progressions-Index (hierzu s. Abschn. 3.3). Lediglich der Unterschied in der lokalen IgG-Produktion erreicht im T-Test Signifikanzniveau (T_0 = 3,186, $p < 0{,}05$).

Tabelle 10. Anzahl der oligoklonalen IgG-Subfraktionen im Verlauf: Relation zu Liquorparametern und klinischen Variablen

	Gesamtgruppe (n = 44)	≤ 12 Banden (n = 21)	≥ 13 Banden (n = 23)
Bandenzahl			
- bei EU	12,8 ± 5,4	8,2 ± 2,7	16,9 ± 3,5
- bei NU	14,1 ± 5,4	9,9 ± 3,2	18,0 ± 3,7
Quotientendifferenz I-0,43A	4,2 ± 3,3	2,7 ± 2,2*	5,6 ± 3,6*
Zellzahl/3	21,3 ± 27,3	18,4 ± 21,8	23,9 ± 31,8
Verlaufsform s/scp/pcp (%)	59/32/9	57/29/14	61/35/4
Krankheitsdauer (Jahre)	7,5 ± 4,3	6,6 ± 3,2	8,1 ± 5,1
Progressions-Index	0,58 ± 0,39	0,54 ± 0,37**	0,62 ± 0,42**

* Unterschied signifikant ($p < 0{,}05$); ** Unterschied nicht signifikant

Die Kappa/Lambda-Leichtkettenverteilung des oligoklonalen IgG ist in der Tabelle 11 zusammengefaßt: bei 58 Patienten (= 37%) waren nur Kappa-, aber keine Lambda-Leichtketten darstellbar. Bei weiteren 50 Patienten (= 32%) bestand ein erhebliches Überwiegen der Kappa-Leichtketten. Nur bei einer einzigen Patientin überwogen die Lambda-Leichtketten. (Zur Relation von Intensität der Leichtkettenverteilung zu Parametern wie quantitativer IgG-Produktion und besonders Krankheitsprogression s. Abschn. 3.3)

Tabelle 11. Leichtkettenverteilung des oligoklonalen IgG bei 158 MS-Patienten. (Nachweis durch Immunfixation nach IEF.) Anhand dieser Ergebnisse kann eine grobe Einteilung nach der Intensität der Leichtkettenfärbung in vier Gruppen vorgenommen werden:
A = intensiv Kappa und Lambda: 32 Pat. (20%)
B = intensiv Kappa, gering oder kein Lambda: 50 Pat. (32%)
C = mäßig Kappa, mäßig oder gering Lambda: 37 Pat. (23%)
D = gering Kappa, gering oder kein Lambda: 39 Pat. (25%)

Kappa/Lambda	n	Gruppe
+++/+++	11	A
+++/++	20	A
+++/+	26	B
+++/ø	24	B
++/+++	1	A
++/++	13	C
++/+	24	C
++/ø	19	D
+/+	5	D
+/ø	15	D

Aus diesem Kollektiv konnten 30 Patienten in längerem Zeitabstand nachuntersucht werden. Davon zeigten 17 zum Zeitpunkt der Kontrolle Änderungen in der Leichtkettenverteilung des oligoklonalen IgG, und zwar 5 (von 8) der nach 6 Monaten kontrollierten, 7 (von 12) der nach einem, 5 (von 10) der nach 3 Jahren kontrollierten. Somit ist ein einheitlicher Einfluß der Zeit zwischen den beiden Untersuchungen auf die Veränderungen des Bandenmusters nicht zu erkennen. Die Häufigkeit der Veränderungen wies auch keine Abhängigkeit von der Intensität der vorher bestehenden Leichtkettendarstellung auf, außer daß eine intensive Produktion oligoklonalen IgG mit reinen Kappa-Leichtketten weitgehend konstant blieb (Tabelle 12).

Tabelle 12. Anteil der Leichtkettenmuster des oligoklonalen IgG, die bei Kontrolle Änderungen aufwiesen, in Relation zur Intensität der Leichtkettendarstellung bei Erstuntersuchung (n = 30, davon verändert: 17)

	Kappa	+++	++	+	Lambda	+++	++	+	Ø
Verändert/von		3/18	6/9	2/2		3/3	1/6	4/12	3/9

Die Veränderungen der Bandenzahl sind in der Tabelle 13 für jeden der 17 Patienten (von 30), bei denen solche auftraten, nach Leichtketten aufgeschlüsselt wiedergegeben.

Tabelle 13. Veränderungen der Bandenzahl bei 17 Patienten im Verlauf der Kontrollperiode

Patient	Kappa	Lambda
1	=	-1
2	=	+5
3	-7	=
4	+3	+4
5	=	+3
6	=	+1
7	+5	+1
8	+9	=
9	+2	=
10	-10	=
11	+5	+1
12	-6	=
13	-7	-7
14	=	-11
15	+1	=
16	=	+10
17	+2	-5

3.3 IgG-Produktion und Krankheitsprogression

Das Ausmaß der klinisch faßbaren Behinderung aller Patienten der "klinischen Gruppe" wird durch die drei Parameter: Schweregrad, "disability score" und Progressions-Index wiedergegeben, deren Mittelwerte und Standardabweichungen im folgenden aufgeführt sind:

Schweregrad	4,6 ± 2,7
"disability score"	31,5 ± 24,6
Progressions-Index	0,49 ± 0,36

Für die Zuverlässigkeit sowohl der klinischen Untersuchung als auch der Einteilung in "Schweregrad" und "disability score" spricht die hohe Abhängigkeit beider Bewertungsmaßstäbe voneinander: der erstere beträgt auch bei Untersuchung von Teilgruppen des Kollektivs relativ konstant etwa 15% des letzteren.

Ein Vergleich zwischen Schweregrad der Behinderung und Krankheitsdauer zeigt eine gleichmäßige Verteilung aller Behinderungsgrade innerhalb des Kollektivs (Abb. 11).

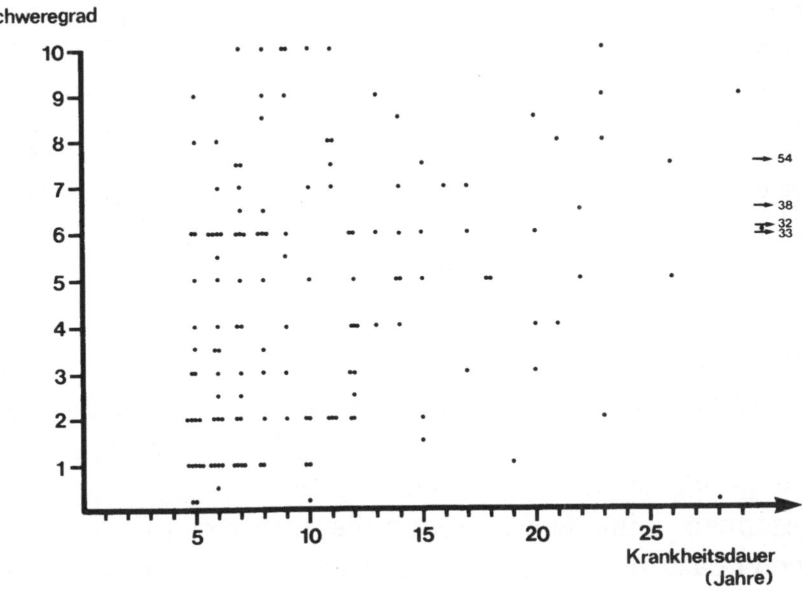

Abb. 11. Schweregrad (nach Kurtzke 1961) bei den MS-Patienten der "klinischen Gruppe" (Mindestdauer der Erkrankung 5 Jahre)

Die Mittelwerte und Standardabweichungen der einzelnen Liquor- und Serumwerte sind in Tabelle 14 mit den entsprechenden Werten der "Basisgruppe" verglichen. Während Pleozytose und Ausmaß der Schrankendurchlässigkeit weitgehend übereinstimmen, ist eine deutlich höhere IgG-Produktion der "klinischen Gruppe" zu erkennen. Die um etwa 4 Jahre längere Krankheitsdauer und der höhere Anteil sekundär chronisch progredienter Verlaufsformen innerhalb der "klinischen Gruppe" reichen hierfür als Erklärung nicht aus.

Tabelle 14. Liquorparameter der "Basisgruppe" und der "klinischen Gruppe" im Vergleich (Quotienten mit 10^3 multipliziert)

		"Basisgruppe"	"Klinische Gruppe"
Zellzahl/3		25,2 ± 32,9	24,9 ± 39,2
Gesamteiweiß	(mg/l)	402,7 ± 133,9	441,7 ± 136,8
Albumin (CSF)	(mg/l)	231,8 ± 93,4	251,1 ± 195,4
IgG (CSF)	(mg/l)	60,7 ± 36,2	73,8 ± 45,4
Albumin (Serum)	(g/l)	46,2 ± 5,4	45,9 ± 5,8
IgG (Serum)	(g/l)	10,8 ± 2,4	10,6 ± 2,2
A (Albumin-Quotient)		5,0 ± 2,0	5,5 ± 2,2
I (IgG-Quotient)		5,6 ± 3,1	6,9 ± 3,6
Quotientendifferenz I-0,43A		3,5 ± 2,9	4,5 ± 3,2
IgGp		26,3 ± 31,1	37,8 ± 38,8
IgG-Synthese		14,0 ± 15,4	19,7 ± 19,4
IgG-Index		1,18 ± 0,65	1,31 ± 0,62

Angesichts der niedrigen Zahl der Patienten, bei denen klinische Untersuchung und Lumbalpunktion während eines Schubes stattfanden (n = 13), dürfte die - bei sonst identischen Eiweißwerten und Zellzahl - höhere IgG-Produktion (IgG-Quotient 7,8 ± 2,9 gegenüber 6,9 ± 3,6 in der gesamten "klinischen Gruppe") dieser wenigen Patienten nicht bestimmend dazu beigetragen haben, daß die IgG-Produktion der "klinischen Gruppe" im Vergleich zur "Basisgruppe" höher liegt. Darüber hinaus ist zu vermuten, daß sich in der letzteren Gruppe eine gleichgroße, wenn nicht sogar höhere Anzahl von Patienten im Schub befand.

Auch der Progressions-Index liegt im Kollektiv der Patienten im Schub genauso hoch wie in der "klinischen Gesamtgruppe". Man kann somit davon ausgehen, daß er sich außerhalb des Schubes unter deren Durchschnittswert einpendelt. Dies entspricht dem benigneren Krankheitsverlauf bei schubförmigen Verlaufsformen. In diesem Zusammenhang sollte auch auf das deutlich niedrigere Erstmanifestationsalter dieses Teilkollektivs hingewiesen werden (24,5 ± 5,6 Jahre gegenüber 29,6 ± 10,4 in der gesamten "klinischen Gruppe").

Die durch den Progressions-Index faßbare Geschwindigkeit des Fortschreitens der Behinderung ist in Abb. 12a für die gesamte "klinische Gruppe" mit der Höhe der lokalen IgG-Produktion verglichen.

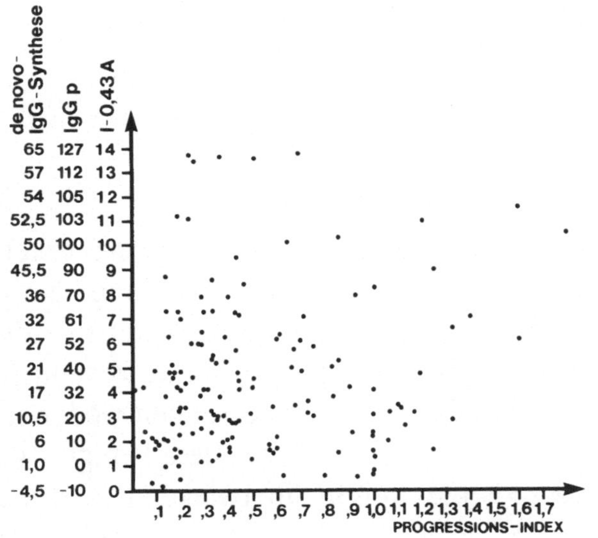

Abb. 12a. Progressions-Index der Patienten der "klinischen Gruppe" in Relation zur Höhe der lokalen IgG-Produktion

Die hier eingetragenen Werte streuen ohne ersichtlichen Zusammenhang. Eine eindeutige Abhängigkeit beider Variablen voneinander besteht somit nicht. Obwohl in den Gruppen mit hoher und niedriger IgG-Produktion keine prinzipiell unterschiedlichen Verläufe auftreten, sind allerdings die beiden von Verjans et al. (1983) gebildeten Gruppen von malignen Verläufen bei sehr hoher IgG-Produktion (etwa Progressions-Index 1,2, I-0,43A >6) und benignen Verläufen bei niedriger IgG-Produktion (etwa Progressions-Index 0,1, I-0,43A <5) auch hier andeutungsweise zu erkennen.

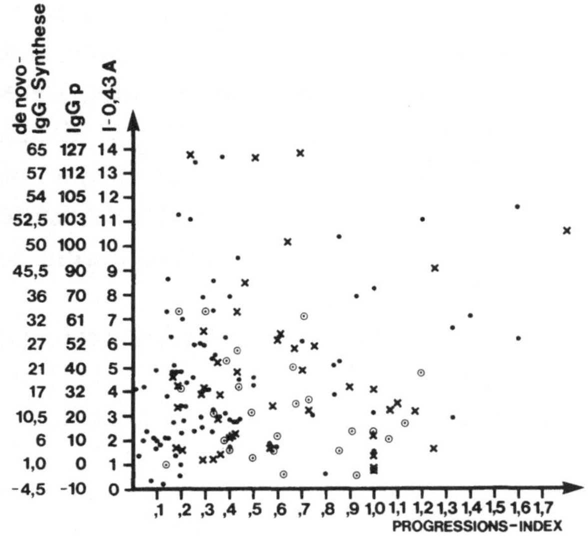

Abb. 12b. Progressions-Index der Patienten der "klinischen Gruppe" (aufgeschlüsselt nach schubförmiger (•), sekundär (x) und primär (◎) chronisch progredienter Verlaufsform) in Relation zur Höhe der lokalen IgG-Produktion

Bei Aufschlüsselung nach Verlaufsformen (Abb. 12b) wird erkennbar, daß schubförmige bei insgesamt gleichmäßiger Verteilung häufiger als chronisch progrediente einen sehr benignen Verlauf mit niedriger IgG-Produktion haben. Sekundär chronisch progrediente Verlaufsformen sind ebenfalls relativ gleichmäßig verteilt, aber haben weder sehr niedrige IgG-Produktion (s. Abschn. 3.1) noch besonders benigne Verläufe. Primär chronisch progrediente weisen überwiegend niedrigere IgG-Produktion (s. Abschn. 3.1) bei unterschiedlicher Krankheitsprogression auf; ganz benigne und hochmaligne Verläufe fehlen.

Die Validität dieser Ergebnisse muß jedoch erheblich in Zweifel gezogen werden, wenn sie nach Krankheitsdauer differenziert werden (Tabelle 15): zwar sind, wenn auch nicht so deutlich wie in der "Basisgruppe" (kleine Kollektive!), der allmähliche Abfall der Pleozytose und Anstieg der IgG-Produktion mit zunehmender Krankheitsdauer zu erkennen. Auch der Anteil der sekundär chronisch progredienten Verlaufsformen und der Männer steigt in gleicher Weise, wie in Tabelle 3 für die "Basisgruppe" dargestellt. Erwartungsgemäß *steigen* auch der Schweregrad der Behinderung (signifikant, F = 2,87, p = 0,04) und der "disability score" (knapp unterhalb des Signifikanzniveaus, F = 2,10, p = 0,1) mit zunehmender Krankheitsdauer an. Der Progressions-Index jedoch *fällt* hochsignifikant (F = 9,43, p <0,0001): die Patienten erreichen im Erkrankungsverlauf zwar höhere Behinderungsgrade, aber die Progressionsgeschwindigkeit nimmt ab. Daraus folgt, daß der Progressions-Index in Gruppen mit sehr heterogener Krankheitsdauer als Vergleichsmaßstab der Krankheitsentwicklung nur unter Vorbehalt geeignet ist: seine Anwendung ist nur innerhalb von Gruppen mit ungefähr gleicher Krankheitsdauer voll aussagekräftig.

Tabelle 15. Patientendaten und Liquorparameter bei Aufschlüsselung der "klinischen Gruppe" nach Krankheitsdauer zum Zeitpunkt der klinischen Untersuchung. (Quotienten mit 10^3 multipliziert)

	Krankheitsdauer in Jahren			
	5-9	10-14	15-19	>20
(n)	(73)	(32)	(13)	(20)
% weiblich	73	63	85	55
% s/scp/pcp	58/23/19	48/37/15	46/46/8	30/45/25
Schweregrad	4,2± 2,9	5,0± 2,7	4,8± 2,2	6,1± 2,5
"Disability score"	28,6±25,9	34,4±24,3	33,0±17,3	43,9±25,1
Progressions-Index	0.63±0,43	0,42±0,24	0,29±0,14	0,24±0,12
Zellzahl/3	31,0±48,6	15,3±16,2	17,4±17,7	17,6±27,6
A (Albumin-Quotient)	5,1± 1,9	6,0± 2,6	6,3± 2,3	5,8± 2,2
I (IgG-Quotient)	6,4± 3,4	7,2± 3,4	7,5± 4,6	7,4± 3,9
Quotientendiff. I-0,43A	4,2± 3,0	4,6± 3,2	4,8± 4,2	4,9± 3,7
IgGp	32,9±33,3	36,9±33,7	37,3±38,0	47,0±62,3
IgG-Synthese	17,3±16,7	19,3±16,8	19,5±19,0	24,4±31,4
IgG-Index	1,27±0,57	1,31±0,75	1,21±0,65	1,35±0,65

Aus diesem Grunde wurden die in Tabelle 15 formierten Teilgruppen getrennt untersucht. Wegen der hohen Fallzahl (n = 73) erscheinen vor allem die Ergebnisse der Patienten mit Krankheitsdauer zwischen 5 und 9 Jahren repräsentativ. Innerhalb dieser Teilgruppe zeigt sich ein geringfügiger Zusammenhang zwischen IgG-Produktion und Progressions-Index, der durch die relativ flache Steigung der Regressionsgeraden von y = 0,7x ± 3,7 definiert wird (s. Abb. 13).

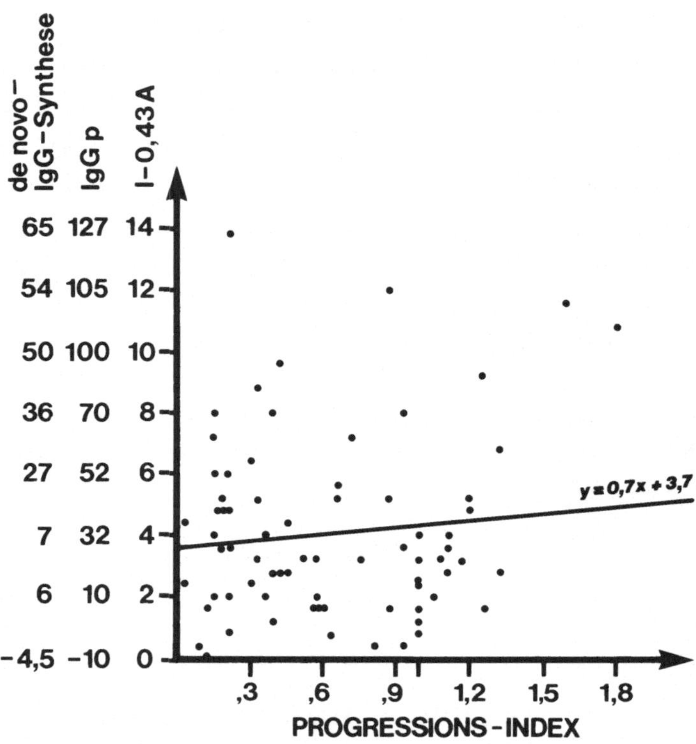

Abb. 13. Progressions-Index in Relation zur Höhe der lokalen IgG-Produktion bei 73 Patienten mit eingegrenzter Krankheitsdauer (zwischen 5 und 9 Jahren)

Etwas steiler (y = 1,2x ± 4,1) liegt die Regressionsgerade in der Teilgruppe mit 10-14 Jahren Krankheitsdauer (n = 32). Die Werte der daran anschließenden 5-Jahres-Teilgruppen sind wegen zu kleiner Fallzahlen nicht zu verwerten, zeigen aber übereinstimmend wesentlich steilere Steigungen der Regressionsgeraden.

Die Signifikanz dieses Einflusses wurde in einer zweifaktoriellen Varianzanalyse isoliert für die Teilgruppe der Patienten mit 5-9 Jahren Krankheitsdauer geprüft (Tabelle 16). Als zweite "unabhängige" Variable wurde dabei die Verlaufsform mituntersucht, da diese ja nach den Ergebnissen der "Basisgruppe" einen signifikanten Einfluß auf die lokale IgG-Produktion ausübt (s. Abschn. 3.1). Die Veränderungen des statistischen Mittelwertes der IgG-Produktion mit steigendem Progressions-Index sind zwar auch hier deutlich zu erkennen, bleiben jedoch unterhalb des Signifikanzniveaus. Die gleiche Aussage ist auch in der Teilgruppe der Patienten mit 10-14 Jahren Krankheitsdauer erhältlich, obwohl hier die Werte wegen kleiner Fallzahlen stärker schwanken. Eine Prüfung der Teilgruppen mit 15-19 (zu kleine Fallzahl) und mehr als 20 Jahren Krankheitsdauer (bei stark differierender Krankheitsdauer ggf. entsprechendes Absinken des Progressions-Index) erschien nicht sinnvoll.

Tabelle 16. Zweifaktorielle Varianzanalyse: Liquorparameter in Abhängigkeit von Progressions-Index und Verlaufsform bei 73 Patienten mit eingegrenzter Krankheitsdauer (5-9 Jahre bei klinischer Untersuchung) und außerhalb eines Schubes. Der Albumin-Quotient als Parameter der Schrankenfunktion unterscheidet sich bei allen drei Verlaufsformen signifikant zwischen den beiden Gruppen mit unterschiedlicher Krankheitsprogression. Der Anstieg der lokalen IgG-Produktion ist zwar ebenfalls deutlich, aber nicht signifikant. (Quotienten mit 10^3 multipliziert)

Progressions-Index		<0,63			>0,63	
Verlaufsform	s n = 31	scp n = 4	pcp n = 6	s n = 11	scp n = 13	pcp n = 8
Zellzahl/3	48,3±66,0	13,3±11,9	3,3±2,9	24,4±28,7	28,1±29,3	7,4±6,9
A (Alb.-Quot.)	4,7±1,5	5,0±1,3	3,9±1,1	6,8±2,5	5,4±1,7	5,4±2,3
I (IgG-Quot.)	6,5±3,5	6,0±1,4	3,6±1,1	8,0±4,6	6,6±3,4	5,6±2,6
Quot.-Diff. I-0,43A	4,5±3,2	3,9±2,0	1,9±1,0	5,2±3,8	4,3±3,0	3,3±2,2
IgGp	35,6±36,0	29,7±23,9	7,9±8,6	43,3±42,2	34,8±31,7	25,9±22,5
IgG-Synth.	18,6±18,0	15,6±12,1	4,7±4,2	22,5±21,1	18,2±15,9	13,9±11,2
IgG-Index	1,43±0,68	1,34±0,72	0,95±0,30	1,17±0,42	1,22±0,45	1,09±0,45

Signifikanzen	Progressions-Index		Verlaufsform		Progressions-Index x Verlaufsform	
	F	p	F	p	F	p
Zellzahl/3	0,02	n.s.	2,16	n.s.	0,92	n.s.
A (Alb.-Quot.)	7,03	0,01	1,88	n.s.	1,12	n.s.
I (IgG-Quot.)	2,10	n.s.	3,03	n.s.	0,15	n.s.
Quot.-Diff. I-0,43A	0,91	n.s.	2,58	n.s.	0,08	n.s.
IgGp	1,14	n.s.	2,22	n.s.	0,15	n.s.
IgG-Synth.	1,19	n.s.	2,19	n.s.	0,16	n.s.
IgG-Index	0,27	n.s.	1,21	n.s.	0,61	n.s.

Neben den Veränderungen der lokalen IgG-Produktion darf die signifikante Zunahme der Schrankendurchlässigkeit (gemessen am Albumin-Quotienten) mit steigendem Progressions-Index nicht übersehen werden (Tabelle 16). Diese Tendenz zur Schrankenstörung bei malignen Verläufen beruht nicht auf einer unterschiedlichen Geschlechtsverteilung in beiden Gruppenhälften (27 vs. 28% Männer). Auch der Altersunterschied beider Gruppen (34 vs. 41 Jahre) kann nicht als Erklärung dienen: in der "Basisgruppe" bewirkt ein Unterschied von mehr als 20 Jahren weniger Differenz als eine Stufe (<0,001) des Albumin-Quotienten (Abb. 7). Vermehrte Schrankendurchlässigkeit bei höherem Progressions-Index ist auch bei Untersuchung der gesamten "klinischen Gruppe" und der Teilgruppe mit Krankheitsdauer von 10-14 Jahren nachweisbar, dort allerdings unterhalb des Signifikanzniveaus. In diesem Zusammenhang sollte weiterhin darauf hingewiesen werden, daß auch der höhere Albumin-Quotient der "klinischen Gruppe" im Vergleich zur "Basisgruppe" durch die geringe Altersdifferenz allein (bei gleicher Geschlechtsverteilung) nicht hinreichend erklärt werden kann.

Bereits unter Abschn. 3.2 war bei 44 diesbezüglich untersuchten Patienten der "klinischen Gruppe" ein eindeutiger Zusammenhang zwischen Anzahl der oligoklonalen IgG-Subfraktionen und Krankheitsprogression nicht gefunden worden. Abhängigkeiten ergeben sich aber bei einem Vergleich der *Intensität der Kappa/Lambda-Leichtkettenanfärbung* nach Immunfixation mit der Höhe der lokalen IgG-Produktion und dem Progressions-Index (Tabelle 17): Patienten mit einer intensiven, gemischten Kappa/Lambda-Leichtkettendarstellung (Gruppe A) haben einen ungünstigeren Krankheitsverlauf als Patienten mit einer überwiegenden bzw. reinen Kappa-Leichtkettendarstellung (Gruppe B) oder solche mit einer insgesamt nur geringen Bandenausprägung (Gruppen C und D). Die deutlich kürzere Krankheitsdauer der Gruppe A (und der dadurch artefiziell höhere Progressions-Index, s.o.) reicht als Erklärung für diesen Unterschied nicht aus: weit höhere Differenzen der Krankheitsdauer in Tabelle 15 bewirken dort nur einen Unterschied des Progressions-Index von max. 0,21. Entsprechend der intensiveren Darstellung oligoklonaler IgG-Subfraktionen findet sich in der

Gruppe A auch die quantitativ höchste lokale IgG-Produktion, mit abfallender Tendenz in den drei anderen Gruppen. Dies kann z.T. mit der erheblichen Überrepräsentation schubförmiger Verlaufsformen in den Gruppen C und D erklärt werden.

Tabelle 17. Kappa/Lambda-Leichtkettenverteilung in Relation zur Höhe der lokalen IgG-Produktion und zum Progressions-Index. Gruppeneinteilung entsprechend der Intensität der Leichtkettenfärbung wie unter Abschn. 3.2 (Tabelle 11) beschrieben

	Gruppe A n = 13	Gruppe B n = 16	Gruppen C + D n = 21
s/scp/pcp	7/6/1	8/7/1	15/4/2
Mittlere Krankheitsdauer	6,8 Jahre	8,1 Jahre	10,2 Jahre
Quotientendifferenz I-0,43A	6,1 ± 4,0	5,2 ± 2,5	4,1 ± 3,2
Progressions-Index	0,90 ± 0,45	0,44 ± 0,29	0,40 ± 0,28

Wie Tabelle 18 zeigt, weichen die Liquorparameter des Patientenkollektivs mit rein *spinaler* Symptomatik (n = 30) nicht von denen der "Basisgruppe" (n = 240) ab. Insbesondere finden sich keine über das normale Maß hinausgehende Schrankendurchlässigkeit oder gesteigerte IgG-Produktion.

Tabelle 18. Zellzahl und Quotientenbildungen bei den Patienten der "Basisgruppe" und bei 30 Patienten mit rein spinaler Symptomatik. (Quotienten mit 10^3 multipliziert)

	"Basisgruppe"	Spinale Verlaufsform
Zellzahl/3	25,2 ± 32,9	26,6 ± 36,6
A (Albumin-Quotient)	5,0 ± 2,0	5,7 ± 2,3
I (IgG-Quotient)	5,6 ± 3,1	5,9 = 2,5
Quotientendifferenz I-0,43A	3,5 ± 2,9	3,4 ± 2,4

Bei den 43 Patienten mit initial *monosymptomatischer Optikusneuritis* war die IgG-Produktion während des initialen Schubes mit einer Quotientendifferenz I-0,43A von 2,7 ± 2,9 (s. Abschn. 3.2) sehr niedrig. Sie lag damit noch unterhalb des entsprechenden Wertes (3,2 ± 3,1) bei den schubförmigen Verlaufsformen aus der "Basisgruppe" zum Zeitpunkt der Erstmanifestation, die als vergleichbare Frühformen der MS anzusprechen sind. Allerdings findet sich bei diesen Optikusneuritis-Patienten, bei denen trotz großer diagnostischer Sorgfalt häufig eine gewisse Unsicherheit bezüglich der klinisch-diagnostischen Einstufung verbleibt, ein höherer Anteil (n = 6) ohne jede entzündliche Liquorveränderung. Bei einem weiteren Anteil (n = 10) liegen die Ergebnisse der quantitativen Auswertung noch im Normbereich (Abb. 14); eine sehr geringe lokale IgG-Produktion ist hier durch oligoklonale IgG-Subfraktionen zu belegen.

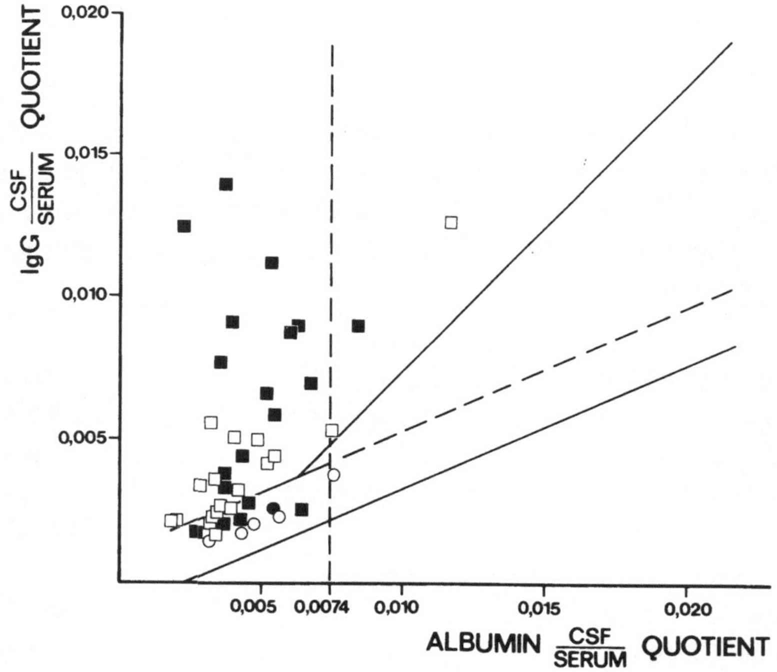

Abb. 14. Prognose in Abhängigkeit von der Höhe der lokalen IgG-Produktion während der Optikusneuritis (*schwarz*: Entwicklung einer MS, *weiß*: keine MS. *Rechtecke*: oligoklonales IgG im Liquor nachweisbar, *Punkte und Kreise*: kein oligoklonales IgG)

Im Gegensatz zu den Patienten mit voll ausgebildeter multipler Sklerose ergibt sich bei der Optikusneuritis ein sehr deutlicher Zusammenhang zwischen Höhe der lokalen IgG-Produktion und der Wahrscheinlichkeit, daß sich eine MS entwickelt. Diese prognostische Aussagekraft der Höhe der IgG-Produktion ist aus Abb. 14 ersichtlich. Alle 11 Patienten mit einem IgG-Quotienten über 0,006 bzw. 6,0 entwickelten eine MS. Bei Umrechnung der Ergebnisse auf die Quotientendifferenz I-0,43A liegt der Grenzwert ungefähr bei 4,0. (Hiervon ausgenommen ist die einzige Patientin des Kollektivs mit einer deutlichen Blut/Liquor-Schrankenstörung. Diese hatte sich bei der Kontrolle normalisiert, die IgG-Produktion war zu diesem Zeitpunkt nur noch mittelgradig ausgeprägt.) Unter den 6 Patienten ohne nachweisbare IgG-Produktion (also ohne oligoklonales IgG) war bei der Kontrolle nur eine einzige MS-Patientin zu finden. Acht der 31 Patienten mit geringer bis mittlerer IgG-Produktion (23%) erkrankten an MS.

3.4 IgG-Produktion und Histokompatibilitätsmuster

Die Häufigkeit der bei MS und Optikusneuritis vermehrt auftretenden HLA-Antigene DW2 (bzw. DR2) und B7 entspricht im Falle der MS-Patienten ungefähr der von Poser et al. (1981) untersuchten Gesamtgruppe (16/30 = 53% bzw. 11/30 = 37%). Bei den Optikusneuritis-Patienten weicht sie etwas von den Angaben größerer Statistiken ab (20/32 = 62,5% bzw. 12/32 = 37,5%). Außerdem liegt die durchschnittliche IgG-Produktion innerhalb der MS-Gruppe (überwiegend langjährige Krankheitsverläufe!) deutlich über dem Durchschnitt der anderen in dieser Arbeit berücksichtigten MS-Kollektive.

Trotz dieser Unzulänglichkeiten wird aus Abb. 15 deutlich, daß weder bei der MS noch bei der Optikusneuritis ein unmittelbarer Zusammenhang zwischen den beiden Haplotypen und der Höhe der lokalen IgG-Produktion besteht. Gleiches gilt für das Vorkommen des in die Abbildungen nicht aufgenommenen Haplotyps A3. Auch prognostische Aussagen hinsichtlich der Entwicklung einer MS nach Optikusneuritis waren aus dem HLA-Muster nicht möglich, da Optikusneuritis-Patienten ohne und mit späterer MS etwa die gleichen Häufigkeiten aufwiesen.

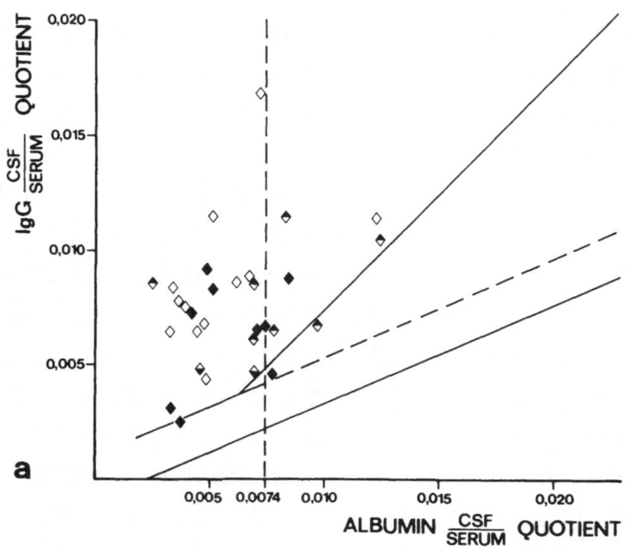

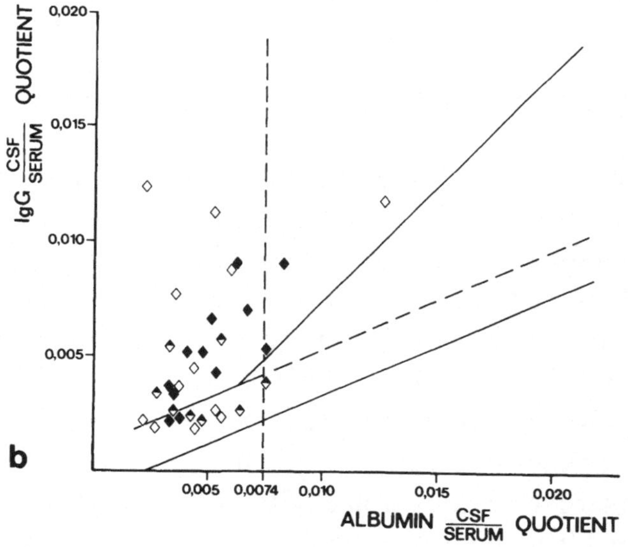

Abb. 15a, b. Fehlende Assoziation der lokalen IgG-Produktion mit dem Nachweis von HLA B7 und DR(W)2 bei der multiplen Sklerose (**a**) und Optikusneuritis (**b**).

◆ : DR2 (bzw. DW2) und B7 positiv
⬘ : DR2 (bzw. DW2) positiv, B7 negativ
⬙ : DW2 negativ; B7 positiv
◇ : DR2 (bzw. DW2) und B7 negativ

4 Diskussion

Die lokale IgG-Produktion bei der multiplen Sklerose kann nicht vollständig losgelöst von anderen Liquorparametern, insbesondere Zellzahl und Schrankenfunktion, betrachtet werden. Diese wurden daher, soweit erforderlich, in die statistischen Untersuchungen, vor allem an der "Basisgruppe", einbezogen.

Die *Pleozytose* ist dabei diejenige Liquorveränderung, welche von den meisten der in dieser Untersuchung geprüften Faktoren beeinflußt wird, wenn auch in sehr unterschiedlichem Maße. (Auf den Zusammenhang zwischen Akuität des Krankheitsbildes und Pleozytose wird in dieser Untersuchung nicht eingegangen.) Zu vernachlässigenden Einflüssen von Krankheitsdauer und Geschlecht steht ein drastischer Abfall mit zunehmendem Lebensalter gegenüber: Die Mittelwerte der Zellzahl in Patientengruppen mit einem Durchschnittsalter von mehr als 50 Jahren (Tabelle 6, 8 und 9) liegen bereits durchweg im Normbereich - bei allerdings großen Standardabweichungen. Es ist somit davon auszugehen, daß auch akute Krankheitsphasen in höherem Alter mehrheitlich ohne Pleozytose einhergehen. Dieser (physiologische?) altersbedingte Abfall der Zellzahl entspricht möglicherweise einem gleichzeitigen geringen Abfall auch der Albumin- und IgG-Absolutwerte im Serum, welcher indirekt aus der Tabelle 5 abzulesen ist und sich in den Quotientenbildungen, welche ja nur Konzentrationsgradienten beschreiben, nicht darstellt. Auch Olsson et al. (1976) sahen in höherem Lebensalter eine insgesamt verringerte Immunantwort im ZNS.

Der Unterschied der Zellzahl zwischen den einzelnen Verlaufsformen der Erkrankung erreicht in Tabelle 6 ebenfalls Signifikanzniveau, mit besonders niedrigen Zellzahlen bei der primär chronisch progredienten Verlaufsform. Patienten mit sekundär chronisch progredienter Verlaufsform zeigen im Unterschied zur lokalen IgG-Produktion, wo sie die höchsten Werte aufweisen, etwas niedrigere Zellzahlen als Patienten mit schubförmigem Verlauf.

Die Literaturangaben von *Schrankenstörungen* bei der MS schwanken zwischen 8,5 und 27% (Tabelle 2). Bei allen Angaben sind aber weder die Altersabhängigkeit noch die Geschlechtsdifferenz der Schrankenfunktion berücksichtigt. Der unter Zugrundelegen einer Normbereichsgrenze des Albumin-Quotienten von 0,0074 bzw. 7,4 in unserer "Basisgruppe" bestimmte Anteil von 12% (Tabelle 4) entspricht den Befunden einer früheren Untersuchung an einem anders zusammengesetzten repräsentativen Kollektiv (Schipper et al. 1982). Angesichts des niedrigen Durchschnittsalters sowohl der Basisgruppe als auch der Einzelgruppen ist allerdings von einem deutlich höheren Anteil von Schrankenstörungen auszugehen, wenn die in Abb. 1 angegebenen Altersgrenzen vorausgesetzt werden.

Diese auch von anderen Autoren berichtete Altersabhängigkeit der Schrankenfunktion (Tibbling et al. 1977; Eeg-Olofson et al. 1981) ist aus den zweifaktoriellen Varianzanalysen (Tabelle 6, 8 und 9) ersichtlich und in Abb. 7 verdeutlicht: Im Vergleich der unterschiedlichen Altersgruppen steigt der Albumin-Quotient als Parameter der Schrankendurchlässigkeit innerhalb eines Zeitraums von mehr als 20 Jahren um etwa eine Stufe (0,0010 bzw. 1,0) und erreicht damit nur knapp das Signifikanzniveau. Demgegenüber ist der in allen Altersgruppen konstante Geschlechtsunterschied des Albumin-Quotienten mit zwei Stufen (0,0020 bzw. 2,0) weit deutlicher (Abb. 7). Wir haben keinerlei Hinweis darauf, daß diese höhere Schrankendurchlässigkeit beim männlichen Geschlecht ein MS-spezifisches Phänomen darstellt. In der Literatur hat sie allerdings weniger Beachtung gefunden, was angesichts der gegenseitigen Abhängigkeit zwischen Schrankenfunktion und Normalbereich der IgG-Quotienten nicht gerechtfertigt erscheint.

Aus der Tabelle 5 entsteht der Eindruck, daß der Albumin-Quotient auch mit zunehmender Krankheitsdauer ansteigt. Diese Differenz ist jedoch aufgrund der Ergebnisse der zweifaktoriellen Varianzanalysen (Tabelle 6 und 9) allein dem höheren Durchschnittsalter und Anteil von Männern in den Gruppen mit längerer Krankheitsdauer zuzuschreiben. Eine intensivere Schrankenstörung zu Beginn der Erkrankung besteht nach unseren Befunden ebenfalls nicht (Tabelle 4). In Tabelle 16 stellt sich aber ein signifikanter Zusammenhang zwischen Zunahme der Schrankendurchlässigkeit und steigendem Progressionsindex dar (Olsson et al. 1976), wobei hier aus den Mittelwerten und Standardabweichungen eine relativ hohe Anzahl von pathologischen

Schrankenverhältnissen bei ungünstigem Krankheitsverlauf abzuleiten ist. Die Nichtbeachtung dieses Faktors kann letztlich dazu führen, daß der Absolutwert des Liquor-IgG im Vergleich zu den Quotienten als ein verläßlicherer Parameter der Krankheitsprogession angesehen wird (Caroscio et al. 1986).

Die Frage, ob auch bei der MS eine Änderung der Selektivität der Filterfunktion mit zunehmender Schrankendurchlässigkeit erfolgt, kann nicht schlüssig beantwortet werden, da Fälle mit Schrankenstörung ohne lokale IgG-Produktion bei dieser Krankheit seltene Ausnahmen darstellen. Angesichts der im Vergleich zu anderen Erkrankungen relativ geringen Intensität der bei der MS auftretenden Schrankenstörung (Tourtellotte u. Ma 1978; Schipper et al. 1982) kann in Analogie z.B. zu den Verhältnissen bei viralen Meningitiden auf eine weitgehend unveränderte Selektivität geschlossen werden. Dies bedeutet u.a., daß die Formeln von Reiber und von Tourtellotte zur Berechnung der Menge des lokal produzierten IgG bei der MS mit hinreichender Sicherheit auch im Schrankenstörungsbereich angewendet werden können.

Die diagnostische Verwertbarkeit des Nachweises einer *lokalen IgG-Produktion im ZNS* bei der MS wurde von zahlreichen Arbeitsgruppen sehr eingehend untersucht (Tabelle 2). Die dort erhobenen Befunde sind auch nach den Ergebnissen der jetzigen Untersuchung zu bestätigen, insbesondere aus den Durchschnittswerten der Tabelle 5 und, bezüglich der relativen Konstanz, auch aus den Einzelfall-Verlaufsbeobachtungen (Abb. 9, Falldarstellungen M.J., E.F., I.S.). Diagnostisch relevant erscheint hier vor allem, daß bereits zum Zeitpunkt der Erstmanifestation trotz des vergleichsweise noch hohen Anteils quantitativ normaler IgG-Werte (25%, s. Tabelle 5) der Anteil von Patienten mit oligoklonalem IgG (98%) dem der Gesamtgruppe entspricht. Somit ist *auch in Frühfällen* der Erkrankung durch die isoelektrische Fokussierung ein hinreichend sicherer Beweis der lokalen IgG-Produktion möglich. Fälle, in denen oligoklonales IgG nicht initial, sondern erst im weiteren Verlauf der Erkrankung nachweisbar wird, sind offenbar sehr selten (Moulin et al. 1983) und beschränken sich auf Patienten mit quantitativ niedriger - wenn überhaupt nachweisbarer - lokaler IgG-Produktion (Falldarstellung M.J.). Die Frage, in welchem Verhältnis der Beginn der lokalen IgG-Produktion und der Beginn der klinischen

Symptomatik zueinander stehen, ist vielfach diskutiert worden. Unsere o.g. Befunde, die für einen relativ frühen Beginn der IgG-Produktion sprechen, und der auch im weiteren Verlauf nicht mehr sehr intensive quantitative Anstieg der durchschnittlichen lokalen IgG-Produktion sind in gewisser Weise als Gegenargument gegen die Vermutung zu verwerten, daß die IgG-Produktion als pathologisch unabhängiges "Epiphänomen" (Tourtellotte u. Ma 1978) der morphologisch und klinisch faßbaren Läsion zeitlich nachhinkt.

Für ein relativ frühes Auftreten der lokalen IgG-Produktion im Rahmen der Erkrankung sprechen weiterhin die Beobachtungen von Xu u. McFarlin (1984), die bei klinisch gesunden Zwillingen von MS-Patienten oligoklonales IgG im Liquor fanden, das in einigen Fällen dem Ausbruch einer manifesten MS voranging. Sicherlich ist hier auch ein Teil der in der Klinik immer wieder beobachteten Patienten einzuordnen, bei denen als Zufallsbefund eine konstante lokale IgG-Produktion gefunden wird, ohne daß entsprechende klinische Ausfallssymptome bestehen. Solche Verhältnisse erinnern an die von Mackay u. Hirano (1967) berichteten Fälle von "klinisch stummer MS", bei denen erst anläßlich der Autopsie entzündliche Hirnparenchymveränderungen entdeckt wurden. Auf diese Konstellation wird bei der Diskussion des Zusammenhanges zwischen Ausmaß der klinischen Symptomatik und Höhe der IgG-Produktion nochmals eingegangen.

Ein allmählicher Rückgang der lokalen IgG-Produktion im Krankheitsverlauf kann durch unsere Befunde nicht belegt werden: weder bei den Verlaufsuntersuchungen an Einzelpatienten (Abb. 9) noch im Vergleich der Untergruppen mit verschiedener Krankheitsdauer (Tabelle 5) ist ein solches Abflauen festzustellen. Auch Patienten mit überstandener monosymptomatischer Optikusneuritis halten trotz anschließender vollständiger Symptomfreiheit über Jahre eine konstante IgG-Produktion aufrecht (Abb. 9). Der Terminus "ausgebrannte MS", der eine relativ konstante klinische Defektsymptomatik bei langjähriger MS kennzeichnet, ist also nicht ohne weiteres auf die Höhe der lokalen IgG-Produktion zu übertragen. Es muß dabei berücksichtigt werden, daß ähnlich wie in unserer "Basisgruppe" auch bei anderen MS-Kollektiven die Patienten mit primär chronisch progredienter Verlaufsform in den Gruppen mit längerer Krankheitsdauer überrepräsentiert sein dürften (Tabelle 3). Diese weisen die relativ niedrigste IgG-Produktion auf (Abb. 8).

Diese häufige und anhaltende Nachweisbarkeit mit quantitativen und vor allem qualitativen Methoden machen die lokale IgG-Produktion im ZNS - obwohl nicht für die MS pathognomonisch - zu einem Leitsymptom in der Diagnostik dieser Krankheit. Walsh u. Tourtellotte (1983) haben darauf hingewiesen, daß die Diagnose "MS" primär auf klinischen Kriterien beruhen muß und fehlende Liquorveränderungen einerseits eine klinisch sichere Diagnose nicht umstoßen, daß andererseits Liquorveränderungen allein eine solche Diagnose aber auch nicht beweisen können. Angesichts der hohen Nachweishäufigkeit - in unseren Untersuchungen immerhin 97%! (Schipper et al. 1982) - sollte die lokale IgG-Produktion nach unserer Meinung jedoch als eine der Voraussetzungen zur Einstufung der MS-Diagnose als "klinisch sicher" gefordert werden. Ihr konstantes Fehlen, welches ja überwiegend mit normaler Zellzahl und ungestörter Schrankenfunktion einhergeht ("liquornegative MS"), muß Anlaß zu wiederholter kritischer Überprüfung der Diagnose sein (sog. "rote Warnflagge" (Rudick et al. 1986)). Ihre Anwesenheit bei uncharakteristischer oder in Richtung einer andersartigen Erkrankung deutender Symptomatik sollte die Vermutung einer entzündlichen Genese derselben nahelegen, wobei eine untypische MS als eine der Möglichkeiten in Frage kommt.

Die statistischen Mittelwerte der einzelnen Untergruppen in der "Basisgruppe" zeigen nur relativ geringe Veränderungen der lokalen IgG-Produktion. Im Vergleich dazu sind die jeweiligen Standardabweichungen recht hoch (Tabelle 5, Abb. 5), entsprechend der bekannten erheblichen *inter*individuellen Schwankungsbreite der Einzelwerte (Olsson u. Link 1973). Diese wird auch durch die in Abschn. 3.2 dargestellten Einzelfallbeobachtungen belegt (Abb. 9, z.B. Falldarstellungen I.S. und M.J.).

Demgegenüber ist bei Langzeitbeobachtung einzelner Patienten die *intra*individuelle Schwankungsbreite der lokalen IgG-Produktion mit durchschnittlich 26.5% der jeweiligen Mittelwerte relativ gering. Das gilt besonders, wenn berücksichtigt wird, daß in diese Zahl ohne Differenzierung alle Liquorergebnisse des jeweiligen Patienten aufgenommen wurden, also auch solche innerhalb eines Schubes oder unter einer

ACTH/Kortikoidtherapie. Zwar gibt es im Einklang mit Olsson u. Link (1973) sowie Stendahl-Brodin u. Link (1980) auch in unserem Kollektiv Fälle mit erheblichen intraindividuellen Fluktuationen der IgG-Produktion (Falldarstellung E.F.). Dem steht jedoch eine Mehrheit von Patienten gegenüber mit völlig konstanten, vom unmittelbaren klinischen Verlauf offenbar weitgehend unbeeinflußten IgG-Werten (Hershey u. Trotter 1980). Auch bei Patienten mit überstandener monosymptomatischer Optikusneuritis ist diese Konstanz über Jahre hinaus zu beobachten (Abb. 10), unabhängig davon, ob sich zwischenzeitlich eine MS entwickelte oder die Patienten vollständig symptomfrei blieben (Schipper et al. 1984b).

Es wurde bereits darauf hingewiesen, daß eine exakte Festlegung der Nachweisbarkeitsgrenze des oligoklonalen IgG mit quantitativen Werten aus unseren Ergebnissen nicht möglich ist. Immerhin jedoch ergibt sich in Tabelle 10 eine statistisch signifikante Korrelation zwischen Anzahl der oligoklonalen Subfraktionen und Menge des lokal produzierten IgG. Dieser statistische Zusammenhang ist sicherlich nicht etwa so zu verstehen, daß in jedem Einzelfall eine reproduzierbare quantitative Übereinstimmung zwischen einer bestimmten Bandenzahl und einer dazugehörigen Menge lokal produzierten IgG besteht. Es ist aber vorstellbar, daß bei einer besonders intensiven lokalen IgG-Synthese mehr und unterschiedliche Plasmazellklone aktiviert werden, mit einem entsprechend intensiven Bandenmuster. Entsprechend fanden auch Farrell et al. (1985) bei autoptisch untersuchten MS-Patienten ohne oligoklonales Bandenmuster nur wenige oder gar keine frischen Entzündungsvorgänge. Das Fehlen eines Zusammenhanges zwischen Bandenzahl und Krankheitsdauer ist auch ein Hinweis darauf, daß die erstere nicht als Folge eines Alterungsprozesses des IgG aufzufassen ist.

Versuche, die Menge und Intensität eines oligoklonalen Bandenmusters quantitativ zu erfassen, müssen mit kritischer Distanz bewertet werden. Angesichts der sehr unterschiedlichen Bandenintensität, bei der einzelne Banden mit fließender Nachweisbarkeitsgrenze in den polyklonalen Hintergrund übergehen, ist die Zählung eine relativ willkürliche Technik. Außerdem ist der Vergleich erschwert: Die Liquoreinengung vor der IEF (die ja auf eine diagnostisch relevante Ja/Nein-Aussage angelegt ist) geht von dem Gesamt-IgG im Liquor aus, nicht von dem in ihm in unterschiedlicher Menge enthaltenen oligoklonalen IgG. Wenn man aber das oligoklonale IgG reproduzierbar vergleichen will, braucht man gleiche Mengen desselben.

Es ist weiter zu berücksichtigen, daß trotz großer methodischer Sorgfalt eine gewisse Schwankung der Färbeintensität besteht, besonders bei der Darstellung des Leichtkettenmusters: Eine optimale Bindung des jeweiligen Antikörpers erfolgt nur im Äquivalenzbereich von Antigen und Antikörper; angesichts der sehr unterschiedlichen Stärke der Einzelbanden wird dieser nicht immer erreicht. Gewisse Diskrepanzen unserer Ergebnisse sind von daher z.T. erklärbar: In der Patientengruppe, in welcher nur die Anzahl der Banden (ohne Kappa/Lambda-Subdifferenzierung) verfolgt wurde, beträgt das Verhältnis von veränderten zu gleichgebliebenen Mustern 15/29 (s. S. 47). Im Vergleich dazu - mit der o.g. methodischen Einschränkung - sahen wir bei der Verlaufsuntersuchung des Leichtkettenmusters 17mal ein verändertes Muster, gegenüber 13 gleichgebliebenen (Tabellen 12 und 13). Sicherlich bestehen hier auch Überlagerungen und Summationseffekte innerhalb einzelner Banden des oligoklonalen Grundmusters in dem Sinne, daß eine Bande sowohl Kappa- als auch Lambda-Leichtketten-IgG enthalten kann und zusätzlich noch freie Leichtketten. Veränderungen eines dieser Anteile müssen die Bande noch nicht vollständig zum Verschwinden bringen.

Trotz dieser Einschränkungen konnten wir eine relativ intensive Veränderung des oligoklonalen Grundmusters und der Leichtkettenzusammensetzung des oligoklonalen IgG nachweisen, teilweise innerhalb relativ kurzer Zeiträume. Dieser Befund überrascht etwas angesichts zahlreicher (allerdings überwiegend kursorischer) Literaturangaben einer fehlenden Veränderung des oligoklonalen Bandenmusters im Verlauf, stimmt aber gut überein mit den Ergebnissen von Thompson et al. (1983). Es legt einen Vergleich nahe mit den in der Einleitung referierten Berichten mehrerer Autoren (s. S. 9/10), die in Einzelplaque-Eluaten bei dem gleichen MS-Patienten teilweise von Plaque zu Plaque unterschiedliche Bandenmuster fanden.

Unter Berücksichtigung dieser Ergebnisse haben wir davon auszugehen, daß gleichzeitig voneinander unabhängige IgG-Produktionen mit unterschiedlichem zeitlichen Beginn und unterschiedlicher Aktivität nebeneinander herlaufen können, wobei auch klinisch stumme Plaques eine IgG-Produktion unterhalten dürften (Olsson u. Link 1973). Das im Liquor nachweisbare Bandenmuster wäre dann als Summation unterschiedlicher Einzelmuster aufzufassen. Mattson et al. (1980) haben mehrere Erklärungsmöglichkeiten diskutiert:

a) Qualitative Veränderungen innerhalb einer gleichbleibenden Antikörperproduktion gegen dasselbe Antigen(muster). Solche Veränderungen konnten im Tierversuch selbst bei monospezifischen Immunantworten demonstriert werden.
b) "Antigenic shifts", also eine allmähliche Wandlung der Antigenität desselben Antigens, mit einer entsprechenden Wandlung auch der Immunglobulinproduktion.
c) Partielle oder vollständige Bildung von "nonsense antibodies", deren Plasmazellklone zufällig durch eine spezifische Antikörper-Grundproduktion oder einen andersartigen Immunprozeß mitaktiviert werden, die aber keine spezifische Verbindung zur MS haben. Für diese Deutungsmöglichkeit könnte die fast obligate Anwesenheit von Antikörpern gegen verschiedene, mit der MS nicht in Verbindung stehende Virusantigene sprechen.

Unsere Befunde erlauben hier keine weitergehende pathogenetische Abgrenzung. Offenbar sind diese Veränderungen des oligoklonalen Bandenmusters nicht MS-spezifisch; z.B. konnten wir sie in ähnlicher Weise auch bei einem Patienten mit (Meningo-)Radikulitis nachweisen. Andererseits gibt es auch Krankheitsbilder mit völlig konstanten Bandenmustern, z.B. die SSPE (Mattson et al. 1982a) und die Paraproteinämien.

Über die in der Diagnostik ausreichenden, relativ einfachen Ja/Nein-Aussagen und die Darstellungen zeitlicher Abläufe der lokalen IgG-Produktion hinaus bereitet die Klärung von *Zusammenhangsfragen* erheblich mehr Probleme. Dies ist im Prinzip auf folgende Faktoren zurückzuführen:

a) Schwierigkeiten bei der Zusammenstellung vergleichbarer MS-Patientengruppen, welchen nur durch multivariate statistische Auswertung begegnet werden kann;

b) die methodische Problematik der Erfassung einer quantitativ niedrigen, also im statistischen Normbereich oder knapp darüberliegenden lokalen IgG-Produktion, welche wie bei Verjans et al. (1983) immerhin ca. 40% aller Patienten betrifft (Abb. 4);
c) die erheblichen interindividuellen (und teilweise auch intraindividuellen) Schwankungen der Liquor-IgG-Werte innerhalb eines Kollektivs von MS-Patienten.

Entsprechend widersprüchlich sind auch die Literaturangaben über die Abhängigkeit der lokalen IgG-Produktion von Variablen wie Geschlecht und Alter der Patienten, Verlaufsform und Dauer der Erkrankung. Lediglich bezüglich der innerhalb relativ kurzer Zeiträume überprüfbaren Zusammenhänge mit der *Akuität* des Krankheitsprozesses und mit einer *ACTH/Kortikoidtherapie* herrscht weitgehende Einigkeit (s. Einleitung). Unsere an einem repräsentativen, gut kontrollierten und hinreichend großen Krankengut mit empfindlicher und reproduzierbarer quantitativer Methodik durchgeführte Untersuchung erlaubt auch bei den anderen Variablen eine genauere, statistisch gesicherte Abgrenzung. Diese ist als Grundlage für die dann folgende Klärung der prognostischen Wertigkeit der Höhe der lokalen IgG-Produktion unumgänglich.

Aus den Ergebnissen bei den MS-Patienten der "Basisgruppe" können die Zusammenhangsverhältnisse zwischen "abhängigen" und "unabhängigen" Variablen entsprechend dem folgenden Schema vorab zusammengefaßt werden (auf die jeweiligen Zusammenhänge von Pleozytose und Schrankendurchlässigkeit mit den "unabhängigen" Variablen wurde bereits eingegangen):

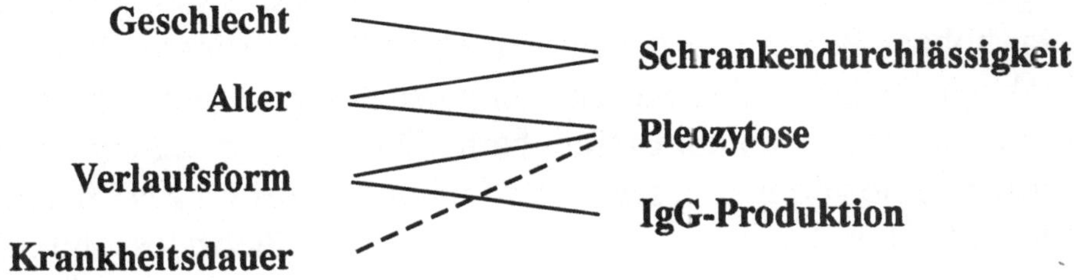

Hershey u. Trotter (1980), Livrea et al. (1981) sowie Schuller u. Sagar (1983) erwähnen pauschal, daß in ihren Kollektiven kein Zusammenhang zwischen *Geschlecht* und Höhe der lokalen IgG-Produktion bestand. Demgegenüber fanden Schmidt et al. (1977) in einer Gruppe mit extrem hohen Liquor/Serum-Quotienten des Gamma-Globulins doppelt soviel Frauen wie in einer Gruppe mit normalen Quotienten (je n = 40). Dieser an der Grenze zur Signifikanz liegende Unterschied steht im Gegensatz zu unseren Befunden: Zwar ergibt sich in Tabelle 9 auch bei uns ein knapp signifikanter Geschlechtsunterschied des Liquor/Serum-IgG-Quotienten, aber infolge höherer Werte bei den Männern! Andererseits zeigen die Ergebnisse der Formelauswertung (Quotientendifferenz I-0,43A, IgGp und de novo-IgG-Synthese), die ja im Gegensatz zum IgG-Quotienten die Albuminwerte miteinbeziehen, keinerlei Zusammenhänge mit dem Geschlecht der Patienten: Die scheinbare Differenz des IgG-Quotienten wird also lediglich durch den hochsignifikanten Geschlechtsunterschied der Schrankendurchlässigkeit bewirkt, nicht aber durch eine unterschiedliche lokale IgG-Produktion. Die Schrankenfunktion erscheint bei den Ergebnissen von Schmidt et al. (1977) nicht hinreichend bezüglich ihrer Wirkung auf die Höhe der Gamma-Globulinwerte abgeklärt.

Auch bei der Frage der *Altersabhängigkeit* ist sich die Mehrheit der Autoren - meist kursorisch - einig, daß kein Zusammenhang besteht (Christensen et al. 1978; Tourtellotte u. Ma 1978; Hershey u. Trotter 1980; Livrea et al. 1981; Schuller u. Sagar 1983; Verjans et al. 1983). Bei der von Schmidt et al. (1977) festgestellten insignifikanten Überrepräsentation älterer Patienten in der Gruppe mit höheren Gamma-Globulin-Quotienten muß wieder die Frage nach der Schrankendurchlässigkeit gestellt werden. Perkin et al. (1983) und Olsson et al. (1976) sahen höhere IgG-Werte bei schwerbehinderten Patienten mit frühem Krankheitsbeginn, wobei das zum Untersuchungszeitpunkt bestehende Alter anscheinend keinen Einfluß hatte. Die Autoren fanden allerdings insgesamt eine geringer ausgeprägte Immunantwort im ZNS bei älteren Patienten. Dies konnten wir in bezug auf die Pleozytose im Liquor (s.o.) und die Absolutwerte von Albumin und IgG im Serum (Tabelle 5) bestätigen. Die in den Quotientenbildungen dargestellten Konzentrationsgradienten bleiben dabei jedoch unverändert (s. auch Link u.

Tibbling 1977a). Ein Zusammenhang mit dem Lebensalter stellt sich nicht dar (Tabelle 6, 8 und 9).

Zur Entwicklung der Höhe der lokalen IgG-Produktion mit zunehmender *Krankheitsdauer* stimmen unsere Ergebnisse eines fehlenden Zusammenhanges (Tabelle 6 und 7) überein mit der - teilweise allerdings wieder sehr pauschal geäußerten - Meinung fast aller Autoren (Schmidt et al. 1977; Christensen et al. 1978; Tourtellotte u. Ma 1978; Hershey u. Trotter 1980; Livrea et al. 1981; Schuller u. Sagar 1983; Verjans et al. 1983). Dies gilt offenkundig auch zur Frage des allmählichen Abflauens der IgG-Produktion mit zunehmender Krankheitsdauer (s.o.). Die quantitativ höhere IgG-Produktion, die von Olsson et al. (1976) bei schwerbehinderten Patienten nach kurzer Krankheitsdauer gesehen wurde, ist möglicherweise eher ein Effekt der raschen Krankheitsprogression.

Der Zusammenhang zwischen *Verlaufsform* der MS und Höhe der lokalen IgG-Produktion ist nur von vergleichsweise wenigen Autoren mit neueren quantitativen Auswertemethoden untersucht worden, wobei Livrea et al. (1981) und Verjans et al. (1983) jeweils nur kurz über das Fehlen eines solchen berichteten. Schmidt et al. (1977) unterschieden zwischen Patienten mit kurzer und langer Krankheitsdauer, wobei die chronisch progredienten bei kurzer Krankheitsdauer höhere, bei langer niedrigere Gamma-Globulinwerte hatten. Leider wurde hier nicht zwischen primär und sekundär chronisch progredienter Verlaufsform differenziert, so daß nicht entschieden werden kann, welche Rolle eine möglicherweise unterschiedliche Verteilung gespielt hat. Die gleiche Einschränkung gilt auch für die Ergebnisse von Schuller u. Sagar (1983), die bei chronisch progredienten Verläufen signifikant höhere IgG-Produktionen fanden als bei schubförmigen. Wie die Tabelle 7 und 8 sowie die Abb. 15 zeigen, ist der von uns nachgewiesene signifikante Zusammenhang bei entsprechender Differenzierung im Sinne einer klaren Abstufung der IgG-Produktion von der sekundär progredienten über die schubförmige bis zur primär chronisch progredienten Verlaufsform aufzuklären. In Verbindung mit der bekannten Erhöhung der IgG-Produktion während eines Schubes, welche auch aus den Ergebnissen an den entsprechenden Patienten der "klinischen Gruppe" (S. 52) zu bestätigen ist, bestärkt dies die Vermutung eines gewissen Zusammenhanges zwischen klinischen Aktivitätskriterien und Höhe der lokalen IgG-Produktion.

Es entspricht klinischer Erfahrung, daß eine unmittelbare und enge Korrelation zwischen *Krankheitsprogression* und Höhe der lokalen IgG-Produktion nicht besteht. Dies ist auch anhand mehrerer Beispiele aus unserer Untersuchung zu belegen: Der Unterschied der IgG-Werte zwischen den Patientinnen I.S. und M.J. - bei vergleichbarer Progression - ist zwar besonders ausgeprägt, stellt aber keine Ausnahme dar. Andere Fälle mit einer erheblichen Divergenz der beiden Faktoren wären einzelne Patienten, bei denen zufällig eine anhaltende lokale IgG-Produktion ohne entsprechende klinische Symptomatik entdeckt wurde und bei denen differentialdiagnostisch eine subklinisch verlaufende MS erwogen werden muß. Auch die trotz klinischer Beschwerdefreiheit noch Jahre nach monosymptomatischer Optikusneuritis anhaltende IgG-Produktion spricht gegen eine unmittelbare Korrelation (Falldarstellung A.R., Abb. 10); s. auch Sandberg-Wollheim (1975).

Andererseits schließen diese Beispiele das Vorhandensein eines partiellen oder indirekten Zusammenhanges zwischen den beiden Faktoren nicht aus, der sich in der Tat aus mehreren Indizien ergibt. Zahlreiche Autoren haben dieses Problem mit unterschiedlicher Methodik betrachtet; ein Überblick über ihre Ergebnisse wurde bereits in der Einleitung gegeben. (Angesichts der oben behandelten inter- und intraindividuellen Schwankungen der IgG-Werte sind dabei allerdings nur die Ergebnisse hinreichend großer Kollektive als statistisch zuverlässig zu betrachten.) Prinzipiell erscheinen zwei Arten des Zuganges zu der damit angesprochenen Frage der prognostischen Wertigkeit der IgG-Produktion möglich:

Zum einen sind dies prospektive oder retrospektive Verlaufsuntersuchungen an Patienten mit monosymptomatischer MS (vor allem Optikusneuritis oder spinale Verlaufsformen) oder mit anderen MS-Formen, welche einen geringen Grad diagnostischer Sicherheit aufweisen. Bei einem hohen Anteil klinisch monosymptomatischer MS-Formen kann allerdings durch eingehendere Anamnese und apparative Diagnostik häufig doch eine schubförmige Symptomatik oder disseminierte Schädigung nachgewiesen werden (Nikoskelainen et al. 1981; Sanders et al. 1984). Dabei wird das Risiko, eine klinisch sichere MS zu entwickeln, mit der Höhe der lokalen IgG-Produktion und vor allem dem Auftreten oligoklonaler IgG-Subfraktionen korreliert. Bei Patientengruppen mit monosymptomatischer MS ("single lesion groups") werden ja allgemein relativ niedrige Durchschnitts-IgG-Werte und Prozentzahlen nachweisbarer oligoklonaler IgG-Subfraktionen angegeben (Sandberg-Wollheim 1975; Nikoskelainen et al. 1981; Stendahl-Brodin u. Link 1983; Wurster et al. 1983).

In unserer Untersuchung divergieren die Ergebnisse: Die Patienten mit rein spinaler Symptomatik (S. 59) zeigten eine identische IgG-Produktion wie die in der "Basisgruppe". Während des initialen Schubes monosymptomatischer Optikusneuritiden lagen die Werte hingegen deutlich unter den vergleichbaren Werten von Erstschüben bei MS (S. 60). Andererseits bewegten sich in der letzteren Gruppe sowohl der Anteil von Patienten mit quantitativer IgG-Vermehrung (63%) als auch der mit oligoklonalen IgG-Subfraktionen (86%) deutlich über den Angaben anderer Autoren (s.o.). Hier spielt sicherlich neben einer unterschiedlichen Empfindlichkeit der verwendeten quantitativen und qualitativen IgG-Bestimmungstechniken auch ein unterschiedlicher Anteil nichtentzündlicher Erkrankungen eine Rolle, den diese Kollektive selbst bei hoher diagnostischer Sorgfalt enthalten (Rocchelli et al. 1983). Darauf deutet auch der im Vergleich zu anderen Autoren (Stendahl-Brodin et al. 1978) höhere Anteil von Fällen mit Nachweis des HLA-Haplotyps DR2 in unserer Optikusneuritis-Gruppe.

Wir haben bereits an anderer Stelle (Schipper et al. 1984b) darauf hingewiesen, daß prognostische Aussagen über das Risiko, nach überstandener monosymptomatischer Optikusneuritis eine MS zu entwickeln, durch zahlreiche Faktoren beeinflußt werden: Neben einer häufig schwer vergleichbaren Methodik der quantitativen und qualitativen IgG-Bestimmung sind dies vor allem Auswahlkriterien und Alter des Kollektivs, Art und Dauer der Verlaufsbeobachtung, regionale Risikounterschiede sowie unterschiedliche Bewertungsmaßstäbe der Wahrscheinlichkeit der MS-Diagnose. Diese Einschränkung gilt sicher auch für Untersuchungen an anderen mono- und oligosymptomatischen MS-Formen.

Trotz dieser Problematik stimmen alle Autoren darin überein, daß diese Patienten dann ein höheres Risiko haben, eine klinisch sichere

MS zu entwickeln, wenn bei ihnen eine quantitativ hohe IgG-Produktion und/oder oligoklonale Subfraktionen im Liquor nachweisbar sind: Moulin et al (1983) sowie Ersmark u. Sidén (1984) z.B. ermittelten eine signifikante Koppelung dieses Risikos mit dem Nachweis von oligoklonalem IgG, Böttcher u. Trojaborg (1982) mit dem Nachweis eines erhöhten IgG-Index. Stendahl-Brodin u. Link (1980) sahen bei 82% aller MS-Patienten ohne oligoklonales IgG nur eine leichte Behinderung nach durchschnittlich 13 Jahren Verlaufsbeobachtung, gegenüber 53% benignen Verläufen bei Patienten mit oligoklonalem IgG. In der Gruppe mit malignerem Verlauf fand sich auch ein deutlich höherer Anteil pathologischer IgG-Indizes. Die gleichen Autoren (1983) beobachteten bei 9 von 10 Optikusneuritis-Patienten mit späterer MS oligoklonale IgG-Subfraktionen, während unter den restlichen 20 ohne spätere MS nur 2 diese Veränderung zeigten. (Die ungewöhnlich niedrige Prozentzahl von MS-Entwicklungen, das teilweise hohe Erstmanifestationsalter der Optikusneuritis - 30% älter als 40 Jahre! - und der bereits oben erwähnte niedrige Anteil DW2-positiver Patienten lassen hier allerdings eine hohe Anzahl nichtentzündlicher Optikusaffektionen vermuten.) Auch Sandberg-Wollheim (1975) und Nikoskelainen et al. (1981) berichteten über einen höheren Anteil von MS-Patienten nach monosymptomatischer Optikusneuritis, wenn bei Erstmanifestation eine quantitative IgG-Vermehrung bzw. oligoklonales IgG nachweisbar waren.

Diese Aussage kann anhand unserer Ergebnisse präzisiert und erweitert werden (Schipper et al. 1984b), indem auch die Menge des lokal produzierten IgG berücksichtigt wird. Da Blut/Liquor-Schrankenstörungen bei der MS Ausnahmen sind, ist es nicht unbedingt erforderlich, den Albumin-Quotienten in diese Überlegungen einzubeziehen. Es genügt, den Liquor/Serum-Quotienten des IgG als Parameter zu benutzen. Auf dieser Basis sind prognostisch drei Gruppen von Optikusneuritis-Patienten unterscheidbar:

- eine mit oligoklonalem IgG bei sehr hoher IgG-Produktion (IgG-Quotient größer als 0,006 bzw. 6,0, entsprechend einer Quotientendifferenz I-0,43A von 4,0 oder einer Tagesproduktion nach Tourtellotte von ca. 17 mg bei fehlender Schrankenstörung: sehr hohes MS-Risiko, in unserer Gruppe 100%;

- eine mit oligoklonalem IgG bei normalen oder gering erhöhten (unter 0,006 bzw. 6,0) IgG-Quotienten: mittleres MS-Risiko, in unserer Gruppe 23%;
- eine ohne nachweisbare IgG-Produktion, also auch ohne oligoklonales IgG: sehr niedriges MS-Risiko, in unserer Gruppe einer von 6 Patienten.

Das zweite methodische Zugangsprinzip zur Frage der prognostischen Wertigkeit der lokalen IgG-Produktion (s. S. 74) ist der Vergleich ihrer Höhe und/oder der Zahl der oligoklonalen Banden mit der Schwere des Krankheitsbildes. Ein grundsätzliches Problem vieler dieser Untersuchungen liegt dabei im Fehlen eines objektiven Parameters zur Bewertung des Ausmaßes der Krankheitsprogression: Gleiche Behinderungsgrade können nach sehr unterschiedlicher Krankheitsdauer erreicht werden, entsprechend muß das Krankheitsbild als unterschiedlich schwer eingestuft werden.

Einige Autoren benutzen dennoch relativ einfache Unterteilungen in "benigne" und "maligne" Krankheitsverläufe nach dem Ausmaß der Behinderung. Das kann dann zu so gegensätzlichen Ergebnissen führen wie bei Stendahl-Brodin u. Link (1980) und Hershey u. Trotter (1980), von denen die ersteren bei Patienten mit höherer Behinderung signifikant mehr, die zweiten signifikant weniger pathologische IgG-Indizes ermittelten. Häufig wird auch der Schweregrad der Behinderung nach der Skala von Kurtzke (1961) ohne Berücksichtigung der Zeit, innerhalb derer die Behinderung erreicht wurde, zugrunde gelegt. Dadurch gerät die Untersuchung in Gefahr, auf einen Vergleich zwischen Krankheitsdauer und IgG-Produktion hinauszulaufen, da mit zunehmender Krankheitsdauer zwangsläufig auch höhere Behinderungsgrade erreicht werden. Deshalb ist von mehreren Autoren eine zusätzliche Unterteilung in Gruppen mit unterschiedlicher Krankheitsdauer durchgeführt worden. Olsson et al. (1976), Perkin et al. (1983) sowie Schuller u. Sagar (1983) bildeten zwei bzw. drei Gruppen mit mehr oder weniger (bzw. <5, 5-10) als 10 Jahren Krankheitsdauer und sahen auch innerhalb dieser Gruppen eine durchschnittlich höhere IgG-Produktion bei den stärker behinderten Patienten. Rocchelli et al. (1983) gruppierten ihre Patienten nach Behinderungsgrad und Krankheitsdauer in vier Stufen unterschiedlicher Krankheitsprogression, die keinerlei signifikante Unterschiede des IgG-Index aufwiesen.

Eine noch präzisere Einbeziehung der Krankheitsdauer gelingt durch den Progressions-Index, den Quotienten aus Krankheitsdauer/ Schweregrad nach Kurtzke. Christensen et al. (1978) - allerdings an einem zu kleinen Kollektiv - und vor allem Verjans et al. (1983) - in einer eingehenden Untersuchung - haben keinen signifikanten Zusammenhang zwischen Progressions-Index und lokaler IgG-Produktion (gemessen an IgG-Index und de novo-IgG-Synthese) gefunden. Diese Angaben werden durch unsere Befunde voll bestätigt (Abb. 12 a, b). Lediglich ein annähernd signifikanter Unterschied zwischen den Gruppen mit hochmalignem Verlauf (hohe IgG-Produktion) und benignem Verlauf (niedrige IgG-Produktion) war übereinstimmend sowohl in Verjans' als auch in unserem Kollektiv zu erkennen.

Bei weiterer Aufschlüsselung dieser Ergebnisse nach Krankheitsdauer (Tabelle 15) wird jedoch deutlich, daß auch der Progressions-Index eine strukturelle Schwäche besitzt, die seine Aussagekraft in Patientengruppen mit sehr heterogener Krankheitsdauer einschränkt: er fällt mit längerer Krankheitsdauer in signifikanter Weise, sei es durch eine Abnahme der Progressionsgeschwindigkeit der Erkrankung, sei es durch eine Überbewertung des Zeitfaktors in der Berechnungsformel. Dieser Effekt dürfte sich bei Verjans et al. (1983), welche ihre Patienten bereits nach 2jähriger Krankheitsdauer in das Kollektiv aufnahmen, besonders ungünstig ausgewirkt haben, da der Abfall des Progressions-Index zu Beginn der Erkrankung besonders stark ist.

In unserer Untersuchung haben sich Zeiträume von maximal 5 Jahren Krankheitsdauer als noch tolerable Bereiche erwiesen, innerhalb derer keine zu starken Verzerrungen zu erwarten sind. Wegen der relativ hohen Fallzahl erscheint dabei vor allem das Kollektiv mit 5-9 Jahren Krankheitsdauer als repräsentativ. Aber auch hier ergibt sich bei statistischer Auswertung (Tabelle 16) nur ein geringer, nichtsignifikanter Zusammenhang zwischen Progressions-Index und Höhe der lokalen IgG-Produktion, der sich in einer entsprechend flachen Steigung der Regressionsgeraden ausdrückt (Abb. 13). Zwar werden die Regressionsgeraden in den folgenden Fünfjahresgruppen mit längerer Krankheitsdauer zunehmend steiler, die Fallzahl der Kollektive reicht jedoch u.E. für eine sichere statistische Auswertung nicht mehr aus.

Bei der Beurteilung dieser Ergebnisse muß folgender Gesichtspunkt berücksichtigt werden: In der "klinischen Gruppe", in der diese Untersuchungen durchgeführt wurden, liegt die IgG-Produktion im Vergleich zur "Basisgruppe" deutlich höher (Tabelle 14). Es ist zu vermuten, daß spezielle Auslesekriterien der "klinischen Gruppe" diesen Unterschied begünstigen. Die Tatsache, daß nur Patienten mit mindestens 5jähriger Krankheitsdauer aufgenommen wurden, kann hierfür nicht verantwortlich sein, da die Krankheitsdauer ja keinen nennenswerten Einfluß auf die Höhe der lokalen IgG-Produktion besitzt. Auch durch den infolge der längeren Krankheitsdauer höheren Anteil sekundär chronisch progredienter Patienten (29 vs. 17%, s. S. 26) kann der Unterschied nicht vollständig erklärt werden. Darüber hinaus besteht aber die "klinische Gruppe", wie ausgeführt, überwiegend aus Patienten, welche längerfristig betreut werden, während die "Basisgruppe" einen repräsentativeren Querschnitt durch das Gesamt-(MS)-Krankengut unserer Klinik darstellt. Es steht zu vermuten, daß sich in der ersteren Gruppe mehr schwere Verlaufsformen ansammeln. Zusätzlich dürfte die Fünfjahres-Ausschlußfrist dazu beigetragen haben, daß Patienten mit besonders benignen Verläufen, die die Klinik nicht mehr aufgesucht haben, in der klinischen Gruppe fehlen. Unter Berücksichtigung des oben dargestellten geringen Zusammenhanges zwischen Höhe der IgG-Produktion und Progressions-Index erscheint die Annahme gerechtfertigt, daß solche Patienten mit besonders benignen Verläufen auch eine relativ niedrige IgG-Produktion haben. Diese Hypothese würde einen etwas engeren, möglicherweise gerade signifikanten Zusammenhang der beiden Faktoren wahrscheinlich machen. Sie bedarf der weiteren Überprüfung.

Auf die Problematik der Quantifizierung eines oligoklonalen Bandenmusters und der Leichtkettendifferenzierung wurde bereits in der Besprechung der Konstanz der oligoklonalen Subfraktionen und ihrer Korrelation mit der Höhe der IgG-Werte eingegangen. Dementsprechend wurde bisher auch entweder keine (Olsson et al. 1976) oder nur eine geringe (Christensen et al. 1978, Rocchelli et al. 1983) Abhängigkeit zwischen Anzahl der Banden und Schweregrad der Behinderung bzw. Progressions-Index gefunden. Im Gegensatz dazu sahen Verjans et al. (1983) einen solchen signifikanten Zusammenhang, allerdings nur bei Untersuchung ihrer Gesamtgruppe, nicht bei einem Vergleich der beiden Untergruppen mit sehr benignen und malignen Verläufen. (Damit besteht ein gewisser Gegensatz zu dem Befund der quantitativen Auswertung dieser Autoren, s.o.) Wir selbst konnten diese Befunde nicht bestätigen. Trotz des signifikanten Zusammenhanges der Intensität des Bandenmusters mit der Höhe der IgG-Produktion ist ein solcher mit der Höhe des Progressions-Index nicht zu erkennen (Tabelle 10). Bei dieser Auswertung wurde allerdings keine Differenzierung in Gruppen mit vergleichbarer Krankheitsdauer vorgenommen. Möglicherweise würde dann auch mit der Bandenzahl eine geringe Korrelation deutlich werden, analog zur quantitativen Auswertung. Auf eine solche Korrelation deutet auch die Häufung maligner Krankheitsverläufe bei den Patienten mit einer besonders intensiven Kappa- und Lambda-Leichtkettendarstellung (Gruppe A) in der Immunfixation (Tabelle 11). Diese Konstellation ist sicherlich als Hinweis auf das gleichzeitige Nebeneinanderherlaufen mehrerer, zumindest teilweise voneinander unabhängiger IgG-Synthesen zu werten.

Insgesamt kann von einem gewissen Zusammenhang ausgegangen werden zwischen der quantitativen und qualitativen Intensität der lokalen IgG-Produktion einerseits und den klinisch erfaßbaren Parametern der Krankheitsaktivität (Verlaufsform, Akuität, Progressions-Index) andererseits. Die erheblichen interindividuellen Unterschiede der lokalen IgG-Produktion sind in diesem Rahmen jedoch nicht befriedigend einzuordnen. Schmidt et al. (1977) haben mögliche Gründe für das Fehlen eines unmittelbaren Zusammenhanges zwischen Krankheitsaktivität und Höhe der lokalen IgG-Produktion definiert:

1) Die klinisch objektivierbare Symptomatik läuft dem tatsächlichen Ausmaß der pathologisch-anatomischen Veränderungen nicht parallel.
2) Die Menge des synthetisierten IgG wird durch Faktoren gesteuert, die unabhängig sind von der Erkrankung, welche die Synthese auslöst.
3) Immunologische und klinische Veränderungen laufen völlig unabhängig voneinander ab. - Die Deutung der lokalen IgG-Produktion

als unspezifisches, mit der Demyelinisierung nicht kausal verbundenes "Epiphänomen" (Tourtellotte u. Ma 1978) oder als Bildung von "nonsense antibodies" (Mattson et al. 1980) wären extreme Formen dieser gegenseitigen Unabhängigkeit.

Eine vollständige Verbindung zwischen klinischer Symptomatik und pathologisch-anatomischen Veränderungen besteht sicherlich nicht. Es muß aber ebenso bezweifelt werden, daß die räumliche Ausdehnung der letzteren und die Höhe der lokalen IgG-Produktion vollständig miteinander korrelieren. Sandberg-Wollheim (1974) sowie Walsh u. Tourtellotte (1983) haben gezeigt, daß zumindest im akuten Schub die einzelnen B-Lymphozyten vermehrt aktiviert sind. Eine solche vermehrte Aktivierung wäre auch längerfristig vorstellbar, nämlich auf dem Boden einer individuell unterschiedlichen immunologischen Reaktionsbereitschaft. Die Vermutung einer genetischen Basis dieser Reaktionsbereitschaft liegt nahe, besonders, wenn man die Häufung lokaler IgG-Synthesen bei klinisch gesunden Zwillingen von MS-Patienten bedenkt (Xu et al. 1984). Diese Unterschiede sind sicherlich nicht einfach über das vermehrte Auftreten bestimmter HLA-Muster bei der MS und der Optikusneuritis zu erklären: Eine Assoziation der Höhe der lokalen IgG-Produktion mit dem Nachweis von HLA-B7 und -DR(W)2 besteht nach unseren Befunden (Abb. 15) nicht, im Einklang mit Dejaegher et al. (1983). Andererseits haben Salier et al. (1981 und 1983) auf Besonderheiten auch der IgG(Gm)-Allotypen bei der multiplen Sklerose aufmerksam gemacht. Biozzi et al. (1979) haben zumindest im Tiermodell ("high responder/low responder") eine polygene Kontrolle der humoralen Immunantwortbereitschaft nachgewiesen.

Welche Folgerungen sind aus den hier dargestellten Ergebnissen zu ziehen?

- Die lokale IgG-Produktion ist bereits in einem *frühen* Stadium der Erkrankung mit hoher methodischer Sicherheit nachzuweisen. Fälle, in denen sie erst im weiterem Verlauf erkennbar wird, sind offenbar selten.
- Ihr Auftreten kann *nicht als Beweis* der Diagnose "MS" gelten, ist aber ein wichtiges diagnostisches Hilfsmittel, dessen Nachweis als eine der Bedingungen zur Einordnung der Diagnose als "klinisch sicher" zu fordern ist.

- Trotz gewisser Schwankungen im Einzelfall findet sich bei der Mehrheit der Patienten mit MS und nach überstandener monosymptomatischer Optikusneuritis eine relativ hohe *Konstanz* der Höhe der lokalen IgG-Produktion.
- Das oligoklonale Bandenmuster hingegen zeigt ein unerwartet hohes Ausmaß an *Veränderungen* im Krankheitsverlauf.
- Die *Höhe* der IgG-Produktion ist von verschiedenen Parametern abhängig, die im folgenden Schema zusammengefaßt werden:

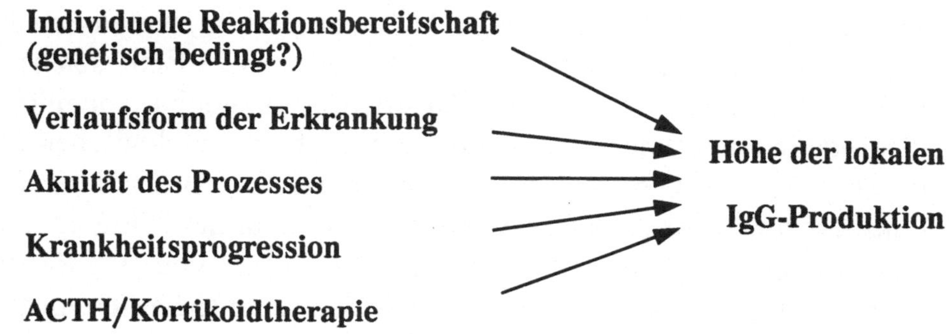

- Zwar sind Spezifität und pathologische Bedeutung der Masse des IgG bislang unbekannt. Dennoch weist die von uns beschriebene Abhängigkeit der Höhe der lokalen IgG-Synthese von zahlreichen Parametern darauf hin, daß die IgG-Produktion *nicht völlig unabhängig* neben dem klinischen und pathologisch-anatomischen Prozeß einherläuft.
- Obwohl ein geringer statistischer Zusammenhang mit dem Krankheitsverlauf besteht, sind aus der Höhe der lokalen IgG-Produktion allein prognostische Vorhersagen *für den Einzelfall nicht* möglich.

5 Literatur

Arnadottir T, Reunanen M, Meurman O, Salmi A, Panelius M, Halonen P (1979) Measles and rubella virus antibodies in patients with multiple sclerosis. A longitudinal study of serum and CSF specimens by radioimmunoassay. Arch Neurol 36:261-265

Arnon R, Kelley R, Schumaker VN, Fahey JL (1979) Idiotype anti-idiotype complexes in cerebrospinal fluids of multiple sclerosis patients. J Neurol Sci 42:149-156

Bauer HJ (1980) Multiple Sklerose. In: Bock HE, Gerok W, Hartmann F (Hrsg) Klinik der Gegenwart. Urban & Schwarzenberg, München, S E259-E228a

Bauer H, Gottesleben A (1969) Quantitative immunochemical studies of cerebrospinal fluid proteins in relation to clinical activity of multiple sclerosis. Int Arch Allergy (Suppl) 36:643-648

Biozzi G, Mouton D, Sant'Anna AO et al. (1979) Genetics of immunoresponsiveness to natural antigens in the mouse. Curr Top Microbiol Immunol 85:32-98

Bloomer LC, Bray PF (1981) Relative value of three laboratory methods in the diagnosis of multiple sclerosis. Clin Chem 27:2011-2013

Böttcher J, Trojaborg W (1982) Follow-up of patients with suspected multiple sclerosis: A clinical and electrophysiological study. J Neurol Neurosurg Psychiatry 45:809-814

Bollengier F, Delmotte P, Lowenthal A (1976) Biochemical findings in multiple sclerosis. Immunoglobulins of restricted heterogeneity and light chain distribution in cerebrospinal fluid of patients with multiple sclerosis. J Neurol 212:151-158

Bollengier F, Rabinovitch N, Lowenthal A (1978) Oligoclonal immunoglobulins, light chain ratios and free light chains in cerebrospinal fluid and serum from patients affected with various neurological diseases. J Clin Chem Clin Biochem 16:165-173

Caroscio JT, Kochwa S, Sacks H, Cohen JA, Yahr MD (1983) Quantitative CSF IgG measurements in multiple sclerosis and other neurologic diseases. Arch Neurol 40:409-413

Caroscio JT, Kochwa S, Sacks H, Makuku S, Cohen JA, Yahr MD (1986) Quantitative cerebrospinal fluid IgG measurements as a marker of disease activity in multiple sclerosis. Arch Neurol 43:1129-1131

Casey BR, Mason AJ (1979) Oligoclonal immunoglobulins and multiple sclerosis. Br Med J I:1149

Chrambach A, An der Lan B, Mohrmann H, Felgenhauer F (1981) Towards an improved analysis by gel electrophoresis and electrofocusing. Electrophoresis 2:279-287

Christensen O, Clausen J, Fog T (1978) Relationship between abnormal IgG index, oligoclonal bands, acute phase reactants and some clinical data in multiple sclerosis. J Neurol 218:237-244

Christenson RH, Behlmer P, Howard JF, Windfield JB, Silverman LM (1983) Interpretation of cerebrospinal fluid protein assays in various neurologic diseases. Clin Chem 29:1028-1030

Chu AB, Sever JL, Madden DL et al. (1983) Oligoclonal IgG bands in cerebrospinal fluids in various neurological diseases. Ann Neurol 13:434-439

Cohen MN, Simmons Lessell MD, Wolf PA (1979) A prospective study of the risk of developing multiple sclerosis in uncomplicated optic neuritis. Neurology 29:208-213

Confavreux C, Chapuis-Cellier C, Arnaud P, Robert O, Aimard G, Devic M (1986) Oligoclonal "fingerprint" of CSF IgG in multiple sclerosis patients is not modified following intrathecal administration of natural beta-interferon. J Neurol Neurosurg Psychiatry 49:1308-1312

Dejaegher L, de Bruyere M, Ketelaer P, Carton H (1983) HLA antigens and progression of multiple sclerosis. Part II. J Neurol 229:167-174

Delmotte P, Gonsette R (1977) Biochemical findings in multiple sclerosis. IV. Isoelectric focusing of the CSF gamma globulins in multiple sclerosis (262 cases) and other neurological diseases (272 cases). J Neurol 215:27-37

Delpech B, Lichtblau E (1972) Étude quantitative des immunoglobulines G et de l'albumine du liquide céphalo-rachidien. Clin Chim Acta 37:15-23

Dixon WJ, Brown MB (1979) BMDP-79 (Biomedical computer programs, P-Series). University of California Press, Berkeley

Duguid JR, Layzer R, Panitch H (1983) Oligoclonal bands in meningeal carcinosis. Arch Neurol 40:832

Ebers GC, Zabriskie JB, Kunkel HG (1979) Oligoclonal immunoglobulins in subacute sclerosing panencephalitis and multiple sclerosis: A study of idiotypic determinants. Clin Exp Immunol 35:67-75

Eeg-Olofsson O, Link H, Wigertz A (1981) Concentration of CSF proteins as a measure of the blood brain barrier function and synthesis of IgG within the CNS in "normal" subjects from the age of 6 months to 30 years. Acta Paediatr Scand 70:167-170

Eickhoff K, Heipertz R (1977) Discrimination of elevated immunoglobulin concentrations in CSF due to inflammatory reaction of the central nervous system and blood-brain-barrier dysfunction. Acta Neurol Scand 56:475-482

Eickhoff K, Heipertz R, Wikström J (1978) Determination of kappa/lambda immunoglobulin light chain ratios in CSF from patients with multiple sclerosis and other neurological diseases. Acta Neurol Scand 57:385-395

Eimer E (1978) Varianzanalyse. Kohlhammer, Stuttgart

Ersmark B, Sidén A (1984) Isoelectric focusing of CSF proteins and the future evolution of multiple sclerosis: A clinical follow-up. J Neurol 231:117-121

Farrell MA, Kaufmann JCE, Gilbert JJ, Noseworthy JH, Armstrong HA, Ebers GC (1985) Oligoclonal bands in multiple sclerosis: clinical-pathologic correlation. Neurology 35:212-218

Feasby TE, Ebers GC (1982) Risk of multiple sclerosis in isolated optic neuritis. Can J Neurol Sci 9:269

Felgenhauer K (1982) Differentiation of the humoral immune response in inflammatory diseases of the central nervous system. J Neurol 228:223-237

Felgenhauer K, Pak SJ (1973) Detection of ampholine patterns. Ann NY Acad Sci 209:147-153

Felgenhauer K, Nekic M, Ackermann R (1982) The demonstration of locally synthetized herpes simplex IgG antibodies in CSF by a Sepharose 4B linked enzyme immunoassay. J Neuroimmunol 3:149-158

Ganrot K, Laurell C-B (1974) Measurement of IgG and albumin content of cerebrospinal fluid, and its interpretation. Clin Chem 20:571-573

Gerson B, Cohnen SR, Gerson IM, Guest GH (1981) Myelin basic protein, oligoclonal bands, and IgG in cerebrospinal fluid as indicators of multiple sclerosis. Clin Chem 27:1974-1977

Ghezzi A, Caputo D, Zaffaroni M, Giussani D, Cazzullo CL (1983) Electrophysiological tests and CSF examination in patients with optic neuritis. Acta Neurol Belg 83:80-87

Glynn P, Gilbert HM, Newcombe J, Cuzner ML (1982) Analysis of immunoglobulin G in multiple sclerosis brain: Quantitative and isoelectric focusing studies. Clin Exp Immunol 48:102-110

Haller P (1981) Die Opticusneuritis. Thieme, Stuttgart

Hershey LA, Trotter JL (1980) The use and abuse of the cerebrospinal fluid profile in the adult: A practical evaluation. Ann Neurol 8:426-434

Iivanainen MV (1981) The significance of abnormal immune responses in patients with multiple sclerosis. J Neuroimmunol 1:141-172

Johnson KP (1980) Cerebrospinal fluid and blood assays of diagnostic usefulness in multiple sclerosis. Neurology 30:106-109

Johnson RL, Deutsch HF (1970) Preparation and studies of myeloma Fab subfractions. Immunochemistry 7:207-215

Kabat EA, Moore OH, Landow H (1942) An electrophoretic study of the protein components in the cerebrospinal fluid and their relationship to serum proteins. J Clin Invest 21:571-577

Kahana E, Alter M, Feldman S (1976) Optic neuritis in relation to multiple sclerosis. J Neurol 213:87-95

Kjellin KG, Sidén A (1977) Aberrant CSF protein fractions found by electrofocusing in multiple sclerosis. Eur Neurol 15:40-50

Kostulas VK, Link H (1982) Agarose isoelectric focusing of unconcentrated CSF and radioimmunofixation for detection of oligoclonal bands in patients with multiple sclerosis and other neurological diseases. J Neurol Sci 54:117-127

Kurtzke JF (1961) On the evaluation of disability in multiple sclerosis. Neurology 11:686-694

Laterre EC (1965) Les protéines du liquide céphalorachidien à l'état normal et pathologique. Arscia, Brüssel; Maloine, Paris

Laterre EC, Callewaert A, Heremans JF, Sfaello Z (1970) Electrophoretic morphology of gamma globulins in cerebrospinal fluid of multiple sclerosis and other diseases of the nervous system. Neurology 20:982-990

Laurenzi MA, Link H (1979) Characterisation of the mobility on isoelectric focusing of individual proteins in CSF and serum by immunofixation. J Neurol Neurosurg Psychiatry 42:368-372

Link H (1967) Immunoglobulin G and low molecular weight proteins in human cerebrospinal fluid. Acta Neurol Scand 43: Suppl 28

Link H, Müller R (1971) Immunoglobulins in multiple sclerosis and infections of the nervous system. Arch Neurol 25:326-344

Link H, Tibbling G (1977a) Principles of albumin and IgG analyses in neurological disorders. II. Relation of the concentration of the proteins in serum and cerebrospinal fluid. Scand J Clin Lab Invest 37:391-396

Link H, Tibbling G (1977b) Principles of albumin and IgG analyses in neurological disorders. III. Evaluation of IgG synthesis within the central nervous system in multiple sclerosis. Scand J Clin Lab Invest 37:397-401

Link H, Norrby E, Olsson J-E (1973) Immunoglobulins and measles antibodies in optic neuritis. N Engl J Med 289:1103-1107

Livrea P, Zimatore GB, Simone IL et al. (1980) Isoelectric focusing and quantitative estimation of cerebrospinal fluid and serum IgG in idiopathic polyneuropathy. J Neurol 223:1-12

Livrea P, Trojano M, Simone IL, Zimatore GB, Lamontanara G, Leante R (1981) Intrathecal IgG synthesis in multiple sclerosis: Comparison between isoelectric focusing and quantitative estimation of cerebrospinal fluid IgG. J Neurol 224:159-169

Lowenthal AM, van Sande M, Karcher D (1970) The differential diagnosis of neurological diseases by fractionating electrophoretically the CSF gamma-globulins. J Neurochem 6:51-56

Mackay RP, Hirano A (1967) Forms of benign multiple sclerosis. Arch Neurol 17:588-600

Mattson DH, Roos RP, Arnason BGW (1980) Isoelectric focusing of IgG eluted from multiple sclerosis and subacute sclerosing panencephalitis brains. Nature 287:335-337

Mattson DH, Roos RP, Arnason BGW (1982a) Oligoclonal IgG in multiple sclerosis and subacute sclerosing panencephalitis brains. J Neuroimmunol 2:261-276

Mattson DH, Roos RP, Hopper JE, Arnason BGW (1982b) Light chain composition of CSF oligoclonal IgG bands in multiple sclerosis and subacute sclerosing panencephalitis brains. J Neuroimmunol 3:63-76

McAlpine D (1972) The problem of diagnosis. In: McAlpine D, Lumsden CE, Acheson ED (eds) Multiple Sclerosis: A Reappraisal. Churchill Livingstone, Edinburgh, pp 224-257

McDonald WI, Halliday AM (1977) Diagnosis and classification of multiple sclerosis. Br Med Bull 33:4-8

Mehta PD, Thormar H, Wisniewski HW (1980) Quantitation of measles-specific IgG: Its presence in CSF and brain extracts of patients with multiple sclerosis. Arch Neurol 37:607-609

Mehta PD, Mehta SP, Patrick BA (1982a) Identification of light chain type bands in CSF and serum oligoclonal IgG from patients with multiple sclerosis. J Neuroimmunol 2:119-129

Mehta PD, Miller JA, Tourtellotte WW (1982b) Oligoclonal IgG bands in plaques from multiple sclerosis brains. Neurology 32:372-376

Miller JR, Burke AM, Bever CT (1983) Occurrence of oligoclonal bands in multiple sclerosis and other CNS diseases. Ann Neurol 13:53-58

Moulin D, Paty DW, Ebers GC (1983) The predictive value of cerebrospinal fluid electrophoresis in 'possible' multiple sclerosis. Brain 106:809-816

Müller R (1949) Studies on multiple sclerosis. Acta Med Scand 133 (Suppl 222):1-214

Nikoskelainen E, Frey H, Salmi A (1981) Prognosis of optic neuritis with special reference to cerebrospinal fluid immunoglobulins and measles virus antibodies. Ann Neurol 9:545-550

Olsson JE, Link H (1973) Immunoglobulin abnormalities in multiple sclerosis. Relation to clinical parameters: Exacerbations and remissions. Arch Neurol 28:392-399

Olsson JE, Link H (1976) Immunoglobulin abnormalities in multiple sclerosis. Relation to clinical parameters: Disability, duration and age of onset. J Neurol Sci 27:233-245

Olsson JE, Nilsson K (1979) Gammaglobulin of CSF and serum in multiple sclerosis: Isoelectric focusing on polyacrylamide gel and agar gel electrophoresis. Neurology 29:1383-1391

Perkin GD, Sethi K, Muller BR (1983) IgG ratios and oligoclonal IgG in multiple sclerosis and other neurological disorders. J Neurol Sci 60:325-336

Poser S, Ritter G, Bauer HJ, Kuwert EK, Höher PG, Grosse-Wilde H, Hierholzer E (1981) Das Histokompatibilitätsmuster bei Patienten mit Multipler Sklerose. Nervenarzt 52:326-328

Poser S, Bauer HJ, Poser W (1982) Prognosis of multiple sclerosis. Acta Neurol Scand 65:347-354

Reiber H (1979) Quantitative Bestimmung der lokal im Zentralnervensystem synthetisierten Immunogobulin G-Fraktion des Liquors. J Clin Chem Clin Biochem 17:587-591

Reiber H (1980) The discrimination between different blood-CSF barrier dysfunctions and inflammatory reactions of the CNS by a recent evaluation graph for the protein profile of cerebrospinal fluid. J Neurol 224:89-99

Reiber H, Thiele P (1983) Species-dependent variables in blood cerebrospinal fluid barrier function for proteins. J Clin Chem Clin Biochem 21:199-202

Rocchelli B, Poloni M, Mazzarello P, Delodovici M (1981) Identification of the kappa and lambda light chains within the CSF immunoglobulin region in multiple sclerosis and subacute sclerosing panencephalitis by immunofixation after isoelectric focusing. J Neurol 226:169-179

Rocchelli B, Poloni M, Mazzarello P, Delodovici M (1983) Clinical and CSF findings in multiple sclerosis patients with or without IgG oligoclonal bands at isoelectric focusing examination of CSF and serum proteins. Eur Neurol 22:35-42

Rose AS, Ellison GW, Myers LW, Tourtellotte WW (1976) Criteria for the clinical diagnosis of multiple sclerosis. Neurology 26/6(2):20-22

Roström B (1982) Antibodies against viruses and structural brain components in oligoclonal IgG obtained from multiple sclerosis brain. J Neurol 226:255-263

Roström B, Link H, Laurenzi MA, Kam-Hansen S, Norrby E, Wahren B (1981) Viral antibody activity of oligoclonal and polyclonal immunoglobulins synthesized within the central nervous system in multiple sclerosis. Ann Neurol 9:569-574

Rudick RA, Schiffer RB, Schwetz KM, Herndon RM (1986) Multiple sclerosis. The problem of incorrect diagnosis. Arch Neurol 43:578-583

Salier J-P, Goust J-M, Pandey J-P, Fudenberg HH (1981) Preferential synthesis of the G1m(1) allotype of IgG1 in the central nervous system of multiple sclerosis patients. Science 213:1400-1402

Salier J-P, Glynn P, Goust J-M, Cuzner ML (1983) Distribution of normal and latent IgG (Gm) allotypes in plaques of multiple sclerosis brain. Clin Exp Immunol 54:634-640

Sandberg-Wollheim M (1974) Optic neuritis: Studies on the cerebrospinal fluid in relation to clinical course in 61 patients. Acta Neurol Scand 52:167-178

Sandberg-Wollheim M (1975) Immunoglobulin synthesis in vitro by cerebrospinal fluid cells in patients with multiple sclerosis. Scand J Immunol 3:717-730

Sandberg-Wollheim M, Zwieman B, Levinson AI, Lisak RP (1986) Humoral immune responses within the human central nervous system following systemic immunization. J Neuroimmunol 11:205-214

Sanders EACM, Reulen JPH, Hogenhuis LAH (1984) Central nervous system involvement in optic neuritis. J Neurol Neurosurg Psychiatry 47:241-249

Schipper HI (1986) Isoelektrische Fokussierung des Liquor cerebrospinalis. In: Schmidt RM (Hrsg) Der Liquor cerebrospinalis. 2. Aufl. Thieme, Leipzig, S 505-533

Schipper HI, Reiber HO, Bauer HJ (1982) Oligoclonales IgG im Liquor von MS-Patienten. In: Taskos NA (ed) Proc. 4th South-East Eur. Neuropsychiatr. Conf., Vol III (Multiple Sclerosis). University Studio Press, Thessaloniki, pp 59-67

Schipper HI, Kruse H, Reiber H (1984a) Silver staining of oligoclonal IgG subfractions in cerebrospinal fluid after isoelectric focusing in thin layer polyacrylamide gels. Sci Tools 31:5-6

Schipper HI, Neumayer H, Poser S (1984b) Prognostischer Wert der lokalen IgG-Produktion bei monosymptomatischer Optikusneuritis. Aktuel Neurol 11:73-76

Schmidt RM (1968) Der Liquor cerebrospinalis. VEB Verlag Volk und Gesundheit, Berlin

Schmidt RM, Neumann V (1978) CSF-oligoclonal bands in multiple sclerosis. Schweiz Arch Neurol Neurochir Psychiatry 123:321-329

Schmidt R, Rieder HP, Wüthrich R (1977) The course of multiple sclerosis cases with extremely high gamma-globulin values in the cerebrospinal fluid. Eur Neurol 15:241-248

Schuller E, Sagar HJ (1983) Central nervous system IgG synthesis in multiple sclerosis. Acta Neurol Scand 67:365-371

Schumacher GA, Beebe G, Kibler RF et al. (1965) Problems of experimental trials of therapy in multiple sclerosis: Report by the panel on the evaluation of experimental trials of therapy in multiple sclerosis. Ann NY Acad Sci 122:552-568

Shorr J, Roström B, Link H (1981) Antibodies to viral and non-viral antigens in subacute sclerosing panencephalitis and multiple sclerosis demonstrated by thin-layer polyacrylamide gel isoelectric focusing, antigen immunofixation and autoradiography. J Neurol Sci 49:99-108

Sidén A, Kjellin KG (1978) CSF protein examination with thin-layer isoelectric focusing in multiple sclerosis. J Neurol Sci 39:131-146

Stendahl-Brodin L, Link H (1980) Relation between benign course of multiple sclerosis and low-grade humoral immune response in cerebrospinal fluid. J Neurol Neurosurg Psychiatry 43:102-105

Stendahl-Brodin L, Link H (1983) Optic neuritis: Oligoclonal bands increase the risk of multiple sclerosis. Acta Neurol Scand 67:301-304

Stendahl-Brodin L, Link H, Möller E, Norrby E (1978) Optic neuritis and distribution of genetic markers of the HLA system. Acta Neurol Scand 57:418-431

Sternberg JC (1977) A rate nephelometer for measuring specific proteins by immunoprecipitin reactions. Clin Chem 23:1456-1464

Stibler H (1978) The normal cerebrospinal fluid proteins identified by means of thin-layer isoelectric focusing and crossed immunoelectrofocusing. J Neurol Sci 35:273-288

Strandberg Pedersen N, Kam-Hansen S, Link H, Mavra M (1982) Specificity of immunoglobulins synthesized within the central nervous system in neurosyphilis. Acta Pathol Microbiol Immunol Scand [C] 90:97-104

Sun S, Flemming JO, Beresford HR, Lien YY (1981) Synthesis of immunoglobulin within the central nervous system in multiple sclerosis and other neurological diseases. Detection by analysis of CSF/serum IgG ratio. Am J Clin Pathol 76:458-461

Thompson EJ (1977) Laboratory diagnosis of multiple sclerosis: Immunological and biochemical aspects. Br Med Bull 33:28-33

Thompson EJ, Kaufmann P, Shortman RC, Rudge P, McDonald WI (1979) Oligoclonal immunoglobulins and plasma cells in spinal fluid of patients with multiple sclerosis. Br Med J I:16-17

Thompson EJ, Kaufmann P, Rudge P (1983) Sequential changes in oligoclonal pattern during the course of multiple sclerosis. J Neurol Neurosurg Psychiatry 46:115-118

Tibbling G, Link H, Öhman S (1977) Principles of albumin and IgG analyses in neurological disorders. I. Establishment of reference values. Scand J Clin Lab Invest 37:385-390

Tourtellotte WW, Parker JA, Haerer AF (1964) Subfractionation of multiple sclerosis gammaglobulin. Z Immun Forsch 126:85-99

Tourtellotte WW, Ma BI (1978) Multiple sclerosis: The blood-brain-barrier and the measurement of the de novo central nervous system synthesis. Neurology 28:76-83

Tourtellotte WW, Baumhefner RW, Potvin AR, Ma BI, Potvin JH, Mendez M, Syndulko K (1980) Multiple sclerosis de novo CNS IgG synthesis: Effect of ACTH and corticosteroids. Neurology 30:1155-1162

Vandvik B, Natvig JB, Wiger D (1976) IgG1 subclass restriction of oligoclonal IgG from cerebrospinal fluids and brain extracts in patients with multiple sclerosis and subacute encephalitides. Scand J Immunol 5:427-436

Vandvik B, Norrby E, Nordal H (1979) Optic neuritis: Local synthesis in the central nervous system of oligoclonal antibodies to measles, mumps, rubella and herpes simplex viruses. Acta Neurol Scand 60:204-213

Vandvik B, Nilsen RE, Vartdal F, Norrby E (1982) Mumps meningitis: Specific and non-specific antibody responses in the central nervous system. Acta Neurol Scand 65:468-487

Vartdal F, Vandvik B (1982) Multiple sclerosis: Electrofocused 'bands' of oligoclonal CSF IgG do not carry antibody activity against measles, varicella-zoster or rotavirus. J Neurol Sci 54:99-107

Vartdal F, Vandvik B (1983) Characterization of classes of intrathecally synthesized antibodies by imprint immunofixation of electrophoretically separated sera and cerebrospinal fluids. Acta Pathol Microbiol Immunol Scand [C] 91:69-75

Vartdal F, Vandvik B, Norrby E (1980) Viral and bacterial antibody responses in multiple sclerosis. Ann Neurol 8:248-255

Verjans E, Theys P, Delmotte P, Carton H (1983) Clinical parameters and intrathecal IgG synthesis as prognostic features in multiple sclerosis. J Neurol 229:155-165

Walker RWH, Keir G, Thompson EJ (1983) Assessment of cerebrospinal fluid immunoglobulin patterns after isoelectric focusing: Use of kappa and lambda light chain immunoperoxidase staining. J Neurol Sci 58:123-134

Walsh MJ, Tourtellotte WW (1983) The cerebrospinal fluid in multiple sclerosis. In: Hallpike JF, Adams CWM, Tourtellotte WW (eds) Multiple Sclerosis. Pathology, Diagnosis and Management. Chapman & Hall, London, pp 275-358

Winter A, Ek K, Andersson UB (1977) Analytical electrofocusing in thin layers of polyacrylamide gels. LKB Application Note 250

Wurster U, Haas J, Patzold U (1983) Liquorbefunde bei isolierter Opticusneuritis. Fortschr Ophthalmol 80:35-38

Xu X-H, McFarlin DE (1984) Oligoclonal bands in CSF: Twins with MS. Neurology 34:769-774

6 Sachverzeichnis

Agarosegelelektrophorese 5, 11, 15
Albumin 16
- hydrodynamischer Radius 1
- Liquor/Serum-Konzentrationsgradient 1, 19, 30
blotting s. Immunfixation
Blut/Liquor-Schranke 19, 29, 39, 58, 63ff
IgG
- Auswerteschemata 2, 3, 16, 19, 20
- de novo-Synthese 4, 11, 30/31, 34, 35ff
- hydrodynamischer Radius 1
- IgGp 4, 21, 30/31, 33, 35ff
- Index 2, 11, 21, 33, 34, 35ff
- Leichtketten (kappa/lambda) 9, 17, 25, 27, 46/47, 58, 69
- Liquor/Serum-Konzentrationsgradient 1, 19
- lokale Produktion im ZNS
  - diagnostischer Wert 10ff, 33, 65ff, 81
  - Konstanz 26, 40ff, 66/67, 82
  - Höhe 15, 40, 53, 72ff, 75, 82
  - prognostischer Wert 15ff, 61, 77ff, 82
- monoklonales 5
- "nonsense antibodies" 70
- Quotientendifferenz I-0, 43A 21, 30/31, 33, 35ff
- oligoklonales 5, 7, 32
  - Bandenzahl 8, 15, 48, 50, 68
  - diagnostischer Wert 10ff, 32, 65ff
  - Konstanz 9, 14, 47ff, 69, 82
  - prognostischer Wert 15, 17, 58/59, 79
- polyklonales 5
- Spezifität 9, 17, 82
- Subklassen 9
Immunfixation 8, 22, 27
Isoelektrische Fokussierung
- Artefakte 8
- Prinzip 6, 7
- Technik 21
Liquoreinengung 21
Multiple Sklerose
- Akuität 14, 71, 82
- Alter der Patienten 15, 35, 37, 38, 63, 64, 72
- disability score 26, 51
- Erstmanifestation 23, 65ff, 81
- Geschlecht der Patienten 15, 25, 38, 64, 72
- Histokompatibilitätsmuster 18, 28, 61, 81
- klinisch stumme MS 66
- Krankheitsdauer 14, 15, 30, 35, 36, 66, 73
- Krankheitsprogression 15, 26, 74, 82
- mögliche MS 11, 16
- monosymptomatische Vf. 15, 16, 27, 74
- primär chronisch progrediente Vf. 24, 25, 26, 54
- Progressionsindex 26, 51, 53, 55ff, 78
- schubförmige Vf. 15, 16, 24, 25, 26, 54
- Schweregrad 25, 51
- sekundär chronisch progrediente Vf. 24, 25, 26, 54
- spinale Verlaufsform 15, 16, 27, 59, 75
- Therapie 16, 71, 82
- Verlaufsform 14, 15, 36, 37, 56, 63, 73, 82
- Virusantikörper 10
Opticusneuritis 17, 18, 25, 27, 48, 60/61, 66, 75ff
Pleozytose s. Zellzahl
Schrankenstörung/-funktion s. Blut/Liquor-Schranke
Zellzahl 17, 29, 33, 39, 63